JULIA SAHM

Dein Inneres Kind will satt werden

Julia Sahm

Dein Inneres Kind will satt werden

So stillst du deinen seelischen Hunger und befreist dich von emotionalem Essen

COPRESS

4. Auflage 2025

Text: Julia Sahm
Illustration: Adobe Stock/Oli
Cover: Weiss Werkstatt München
Layout & Satz: Danai Afrati
Gedruckt bei Balto print, Litauen

ISBN 978-3-7679-1301-1

Bibliografische Information der Deutschen Nationalbibliothek:
Die Deutsche Nationalbibliothek verzeichnet diese Publikation in der Deutschen Nationalbibliografie; detaillierte bibliografische Daten sind im Internet über http://dnb.dnb.de abrufbar.

Wir produzieren unsere Bücher mit großer Sorgfalt und Genauigkeit. Trotzdem lässt es sich nicht ausschließen, dass uns in Einzelfällen Fehler passieren. Auf unserer Webseite finden sich bei dem jeweiligen Titel eventuelle Korrekturen (Errata). Solltet ihr in diesem Buch einen Fehler finden, so bitten wir um einen Hinweis an verlag@stiebner.com. Für solche Hinweise sind wir sehr dankbar, denn sie helfen uns, besser zu werden.

www.stiebner.com

Inhaltsverzeichnis:

Über dieses Buch

Mit diesem Buch möchte ich dich dabei unterstützen, die wichtigste Beziehung deines Lebens zu heilen – die Beziehung zu dir selbst. Denn die meisten psychischen und viele physische Probleme sind auf eine destruktive Beziehung zum eigenen Selbst zurückzuführen. Welche Beziehung wir als Erwachsene zu uns selbst führen, hängt wiederum maßgeblich von den Erfahrungen ab, die wir als Kind mit unseren nächsten Bezugspersonen gemacht haben. Unsere ersten Bindungserfahrungen prägen den Weg, den wir intuitiv einschlagen, um durch die holprigen Straßen des Lebens, der Liebe, der Gesundheit und der Arbeit zu navigieren. Auch dein Essverhalten ist nicht einfach auf mangelnde Disziplin oder fehlende Willenskraft zurückzuführen, sondern vielmehr der Ausdruck einer ungesättigten Kinderseele.

Hier erwarten dich keine Ernährungsratschläge oder Fitnessübungen, denn ich gehe davon aus, dass du dieses Buch gerade in den Händen hältst, weil du nach etlichen vergeblichen Diätversuchen auf diesem Gebiet bereits Profi bist. Die Frage, die dieses Buch beantwortet, ist diese: Warum fällt es dir trotz dieses theoretischen Wissens über Ernährung und Sport so schwer, auf Essen zu verzichten? Gemeinsam werden wir auf die Erfahrungen deiner Kindheit blicken und erforschen, in welchem Zusammenhang dein heutiges Essverhalten steht.

Die meisten Menschen glauben, dass ihre Kindheit längst hinter ihnen liegt, in Wirklichkeit beeinflusst ihre Gegenwart jedoch nichts so stark wie die offenen Wunden ihrer Kindheit. Um Heilung zu erfahren, ist es erst mal hilfreich, die Vergangenheit eines Menschen auf die dysfunktionalen kognitiven und emotionalen Muster zu ergründen, die seinen heutigen destruktiven Verhaltensweisen zugrunde liegen. Jedoch reicht dieser Blick in die Vergangenheit allein nicht aus. Er wirkt sich im Gegenteil sogar negativ aus: Stellen wir lediglich die Defizite und den erfahrenen Schmerz in den Mittelpunkt unserer Aufmerksamkeit, laufen wir Gefahr, diese noch zu verstärken. Aus diesem Grund fokussiert sich mein Ansatz auf konkrete Handlungsmöglichkeiten im Hier und Heute, ohne die Vergangenheit dabei außer Acht zu lassen.

Im ersten Teil dieses Buches vermittle ich dir umfangreiches Hintergrundwissen über die Funktionsweise der menschlichen Psyche. Du lernst zum Beispiel, was ein Trauma ist, wie es entsteht und welche destruktiven Überlebensstrategien sich daraus entwickeln können.

Da den wenigsten Menschen bewusst ist, dass ihr Essverhalten alle Kriterien einer Sucht erfüllt, beschäftigen wir uns außerdem ausführlich mit dem Thema Sucht. Das vermittelte psychologische Hintergrundwissen schult dein Reflexionsvermögen und unterstützt dich dabei, ein besseres Verständnis für dich und deine Verhaltensweisen zu entwickeln.

Im zweiten Teil des Buches erwarten dich dann zehn konkrete Handlungsschritte, die dir dabei helfen werden, die im ersten Teil gewonnene Selbsterkenntnis in Selbstwirksamkeit umzusetzen und dich somit bei der Überwindung von emotionalem Essen und Esssucht zu unterstützen.

Dieses Buch ist für alle, die mutig und neugierig genug sind, sich auf die spannende Reise zu dem Teil ihres Selbst zu machen, der sich bisher hinter destruktiven Selbstschutzstrategien versteckt hält. Das Ziel ist, dass du durch das Lesen und Arbeiten in und mit diesem Buch deine verletzte Kinderseele heilst und auf diese Weise eine authentischere, tiefere, lebendigere und leichtere Beziehung zu dir selbst, zu anderen Menschen und allgemein zum Leben aufbaust.

Bitte sei dir jedoch zu jeder Zeit darüber bewusst, dass die Inhalte in diesem Buch keine Psychotherapie ersetzen.

Zusätzlich zu den Ausführungen in diesem Buch werde ich dir auch immer wieder thematisch passende Podcast-Folgen empfehlen. Wenn du magst, hast du so die Möglichkeit, die Inhalte über einen weiteren Sinneskanal aufzunehmen und somit noch tiefer zu verankern.
Ein Podcast ist ein Audiobeitrag, der über das Internet kostenfrei zur Verfügung steht. Meinen Podcast findest du unter dem Namen »Lifestyle schlank« auf meiner Webseite shinecoaching.de oder auf allen Podcast-Apps wie Spotify oder Itunes.

Das hungrige Innere Kind

Ein Kind, das sich von seinen Eltern gesehen, akzeptiert, gewollt und geliebt fühlt, entwickelt positive Gefühle für sich selbst und die Welt und lernt, sich selbst und anderen Menschen zu vertrauen. Auf diese Art und Weise entsteht das sogenannte Urvertrauen. Dieses Urvertrauen sorgt dafür, dass ein Mensch auch als Erwachsener mit viel Leichtigkeit und Unbeschwertheit durchs Leben geht.

Unglücklicherweise erfahren jedoch nur die wenigsten Menschen das Privileg einer unbekümmerten Kindheit. Denn leider ist es für Eltern so gut wie unmöglich, sämtliche Bedürfnisse ihrer Kinder zu erfüllen, vor allem dann nicht, wenn ihre eigenen Bedürfnisse nicht ausreichend befriedigt wurden. Deswegen tragen viel mehr Menschen, als du vielleicht ahnst, tiefe seelische Verletzungen aus ihrer Kindheit mit sich herum.

Erschwerend hinzu kommt die Tatsache, dass diese Verletzungen dem Verletzten selbst meist gar nicht bewusst sind. Denn schon früh entwickeln wir Menschen Überlebensstrategien, die uns helfen, sie zu verdrängen und negative Gefühle zu kompensieren. Verdrängung bedeutet, dass wir etwas aus unserem Bewusstsein in unser Unterbewusstsein verschieben. Ab dem Zeitpunkt ist unserem Verstand die Verletzung zwar nicht mehr bewusst, das heißt jedoch nicht, dass die Verletzung tatsächlich verschwunden oder gar verheilt ist. Auch nach dem erfolgreichen Verdrängen ist die Verletzung ein Teil von uns und beeinflusst aus dem Unterbewusstsein heraus klammheimlich unser restliches Leben.

Damit du besser verstehst, was ich damit meine, möchte ich dir an dieser Stelle den Unterschied zwischen Bewusstsein und Unterbewusstsein erklären.

Das Bewusstsein ist verantwortlich für deine Fähigkeit, logisch zu denken, und für deine objektive Entscheidungsfähigkeit. Es ist der analytische und denkende Teil deines Verstandes. Der Teil, der hier gerade aufmerksam diese Zeilen liest, Dinge infrage stellt und rationalisiert. Das Bewusstsein bewertet Geschehnisse, fällt Urteile und unterscheidet zwischen Gut und Böse, zwischen Richtig und Falsch.

Das Unterbewusste hingegen kennt keine Rationalität. Es arbeitet nicht analytisch und verfolgt keine Logik. Es regelt alle unbewussten körperlichen Prozesse wie deine Atmung, deinen Herzschlag oder deine Verdauung. Gleichzeitig ist es der Speicher all deiner Erfahrungen. Alles, was du jemals erlebt, empfunden, gerochen oder gesehen hast, ist in deinem Unterbewusstsein gespeichert. Du kannst dich vielleicht an viele Dinge bewusst nicht mehr erinnern, trotzdem ist alles auf der Festplatte deines Unterbewusstseins gespeichert.

Nicht nur der Ablauf einer Erfahrung wird auf dieser Festplatte gespeichert, sondern auch der dazugehörige Emotionscode. Mit Emotionscode meine ich das, was du während der Erfahrung gefühlt hast. Dein Unterbewusstsein speichert jedes Gefühl, das du jemals gefühlt hast. Es vergisst einfach nichts!

Während du dich mit deinem bewussten Verstand an viele Geschehnisse in deinem Leben nicht mehr erinnern wirst, ist der in der damaligen Situation entstandene Emotionscode in dir trotzdem für immer aktiv. Du verziehst beispielsweise das Gesicht oder produzierst Speichel, wenn du dir lediglich vorstellst, eine Zitrone zu essen. Warum ist das so? Weil du irgendwann mal die Erfahrung gemacht hast, dass Zitronen sauer sind. Hättest du in deinem Leben noch nie eine Zitrone gegessen, würdest du bei der reinen Vorstellung, eine Zitrone zu essen, nicht so reagieren. Die Erfahrung ist in deinem Unterbewusstsein abgespeichert und sobald du an eine Zitrone denkst, werden diese Erfahrung und die dazugehörige Reaktion sofort automatisch wieder abgerufen.

Die Summe aller Kindheitserfahrungen, positiver wie negativer, wird in der Psychologie oft »das Innere Kind« genannt. Wenn ich im weiteren Verlauf vom hungrigen Inneren Kind spreche, beziehe ich mich damit auf die negativen Kindheitsprägungen, die manche Kolleg:innen auch als Schattenkind bezeichnen. Der Teil des Inneren Kindes ist hungrig nach Liebe, Anerkennung, Sicherheit und Geborgenheit und versucht, diesen Hunger mit übermäßigem Essen zu stillen.

Zum Glück erleben wir in unserer Kindheit jedoch auch schöne Dinge und werden also auch positiv geprägt. Wenn ich vom satten Inneren Kind spreche, dann beziehe ich mich auf diese positiven Prägungen, die einige meiner Kolleg:innen wie Julia Tomuschat und Stefanie Stahl auch Sonnenkind nennen.

Das Innere Kind ist also ein wesentlicher Teil unseres Unterbewusstseins. Bildlich kannst du dir das vielleicht so vorstellen: Das Innere Kind sitzt in unserem Unterbewusstsein in einer Schaltzentrale und zieht von dort aus die Fäden für unser Verhalten im Hier und Jetzt. Aus dieser Schaltzentrale heraus versucht es mit aller Kraft dafür zu kämpfen, dass unser erwachsenes Ich nicht die gleichen Verletzungen und Kränkungen erfährt, die wir in unserer Kindheit bereits erfahren mussten. Um sich für den Kampf zu wappnen und Sicherheit herzustellen, erlernt es Überlebensstrategien wie Angriff und Attacke, Kontroll- oder Machtstreben. Gleichzeitig kämpft es unermüdlich dafür, dass das Erwachsene Ich die Anerkennung bekommt, die ihm als Kind gefehlt hat.

Damit es nicht wie als Kind in der Bedeutungslosigkeit versinkt, setzt es Selbstschutzstrategien wie Perfektionsstreben, Schönheitswahn, Harmoniestreben/Überanpassung, Helfersyndrom oder Narzissmus ein. All diese unbewussten Überlebensstrategien kosten das erwachsene Ich sehr viel Kraft und Energie. Der entstandene Stress und die fehlende Energie werden dann nicht selten über Suchtverhaltensweisen wie eben übermäßiges Essen oder Konsum von Alkohol und anderen Drogen kompensiert. Die Flucht in die Sucht ist also indirekt eine weitere Überlebensstrategie, auf die ich in diesem Buch besonders eingehen möchte.

Auf der bewussten Ebene erscheinen wir alle wie autonome Erwachsene, in Wahrheit werden jedoch all unsere »erwachsenen« Entscheidungen auf unbewusster Ebene durch unser Inneres Kind beeinflusst. Und obwohl unser Inneres Kind mit seinen Selbstschutzstrategien die besten Absichten verfolgt, ist es trotzdem »nur« ein Kind und deshalb nicht in der Lage, erwachsene Entscheidungen zu treffen. Oder würdest du ein dreijähriges Kind bei einer wichtigen Entscheidung um Rat bitten? Wahrscheinlich nicht.

In der Realität lassen wir Menschen uns jedoch täglich unbewusst von unserem Inneren Kind beraten, was wiederum fatale Auswirkungen auf unser Leben und auch auf unsere Gesellschaft hat. Kinder sind nämlich von Natur aus bis zu einem gewissen Alter egozentrisch. Das bedeutet, dass sie alles, was geschieht, auf sich selbst beziehen. Sie erleben sich selbst als das Zentrum der Welt. Dieser Egozentrismus ist keine Charaktereigenschaft, sondern eine ganz normale Entwicklungsphase, die jedes Kind durchläuft.

Der Begriff Egozentrismus geht auf den Schweizer Entwicklungspsychologen Jean Piaget zurück, der damit vor allem die Unfähigkeit eines Kindes beschreibt, sich in die Rolle eines anderen hineinzuversetzen bzw. den Blickwinkel eines anderen einzunehmen. Kinder gehen davon aus, dass alle anderen Menschen ihre Vorstellungen, Gedanken und Bedürfnisse teilen. Die Fähigkeit, sich in andere hineinzuversetzen und zwischen Bedürfnissen und Vorstellungen zu differenzieren, lernen Menschen erst im späteren Verlauf ihres Lebens. [1]

Auch die Fähigkeit, logisch und rational zu denken, erwirbt ein Mensch erst im Laufe seiner Entwicklung. Ein Erwachsener, der permanent mit seinem hungrigen Kind identifiziert ist, handelt deshalb auch als Erwachsener überdurchschnittlich oft egozentrisch, irrational und unlogisch.

Wenn ich davon spreche, mit dem Inneren Kind identifiziert zu sein, meine ich damit, dass das Kind in der »Schaltzentrale« das Steuer in der Hand hält, ohne dass wir uns dessen bewusst sind. Aufgrund dieses fehlenden Bewusstseins geht es in den meisten Büros, Sportvereinen oder Beziehungen auch oft zu wie im Kindergarten. In Wahrheit streiten dort gar nicht die Erwachsenen miteinander, sondern ihre verletzten Inneren Kinder. Auf bewusster Ebene geht es um die Fertigstellung eines Projekts, das Einhalten der Spielregeln oder das Verschließen der Zahnpastatube; in Wirklichkeit sind diese Streitgründe jedoch lediglich Trigger (Auslöser), die tiefe Kränkungen und Verletzungen aus der Kindheit hervorrufen.

Vielleicht hilft dir das folgende Beispiel, das Gesagte besser zu verstehen: Meine Klientin Anna schlägt schreiend und weinend auf ihren Partner Peter ein. Was ist passiert? Peter ist heute nicht wie versprochen um 19 Uhr, sondern erst um 19.20 Uhr nach Hause gekommen. Peter ist von Annas Reaktion genervt und überfordert. Er versteht das ganze Drama nicht. Anna erlebt jedoch in diesem Moment tatsächlich ein Drama, nämlich eine Art Retraumatisierung.

Solche Situationen kamen in Annas und Peters Beziehung öfter vor. Sobald Anna sich von einem emotionalen Ausbruch wieder erholt hatte, fragte sie sich regelmäßig selbst, warum sie so überempfindlich auf Verspätungen reagierte. Jahrelang fand sie keine Antwort darauf. Sie verstand lediglich, dass Peters Verspätungen in ihr das Gefühl hervorrufen, nicht wichtig genug zu sein.

Für Peter war eine Verspätung dagegen nur eine Lappalie. Er fühlte sich wiederum durch das Schreien und Schlagen seiner Partnerin sehr verletzt.

Während einer Coachingsitzung stieg Anna plötzlich ein Bild aus ihrer Kindheit in den Kopf. Auf diesem Bild sitzt sie als kleines Mädchen vor ihrer Ballettklasse und wartet auf ihre Mutter. Die Mutter, die sonst immer pünktlich erschien, verspätete sich an diesem Tag um zwei Stunden. Diese zwei Stunden fühlten sich für Anna wie eine Ewigkeit an. Während sie wartete, plagten sie quälende Gedanken. Natürlich hatte sie Angst, dass ihrer Mutter etwas zugestoßen sein könnte. Aber etwas anderes nagte zusätzlich an ihr: Am Tag zuvor hatte sie sich mit ihrer Mutter gestritten. Wollte sie sie nun nicht mehr bei sich haben?

Kurz bevor die Ballettschule schloss, kam ihre Mutter endlich hereingestürmt. Anna rannte weinend auf sie zu. Sie wünschte sich nichts sehnlicher als eine beruhigende Umarmung. Doch Annas Mutter war in diesem Augenblick nicht in der Lage, ihr Kind zu umarmen, denn Annas Bruder war von einem Auto angefahren worden und lag im Krankenhaus. Die Mutter zitterte am ganzen Leib und Anna konnte spüren, dass sie vollkommen unter Strom stand. Anstatt ihre weinende Tochter in den Arm zu nehmen, schrie sie Anna an: »Reiß dich zusammen! So ein Theater macht ja nicht mal dein Bruder, und der liegt im Krankenhaus!«

Für lange Zeit war in Annas Familie nichts mehr, wie es früher einmal war. Ihr Bruder lag mit schweren Verletzungen mehrere Wochen im Krankenhaus und ihre Mutter war mit der Situation überfordert. So blieb für die kleine Anna wenig Liebe und Aufmerksamkeit übrig. Kein Wunder, dass dieses Erlebnis eine tiefe Verletzung in Annas Psyche hinterließ.

Da sich diese Wunde jedoch jahrelang in Annas Unterbewusstsein versteckte, konnte sie auch nie richtig geheilt werden. Im Gegenteil, sobald sich eine nahestehende Person verspätete, riss sie regelmäßig wieder auf. Erst als sich Anna darüber bewusst wurde, konnte sie die Wunde peux a peux heilen und lernen, auf Verspätungen anders zu reagieren.

Anna hatte also verstanden, dass gar nicht ihr Mann an ihren schrecklichen Gefühlen schuld war, sondern ein unverarbeitetes Trauma aus ihrer Kindheit, also sprach sie diese frühkindliche Verletzung ihrem Partner gegenüber offen an. Und nun bemühte sich Peter, vermehrt pünktlich zu sein oder seine Verspätungen zumindest anzukündigen. Außerdem überlegten die beiden gemeinsam, was Anna, sollte es wieder einmal zu einem Gefühlsausbruch kommen, in einem solchen Moment wirklich braucht. Sie kamen zu dem Schluss, dass Anna sich, wie damals beim Wiedersehen mit ihrer Mutter, immer noch einfach eine feste Umarmung wünscht. Annas Selbstreflexion und das Teilen ihrer Erkenntnis schenkte dem Paar neue Handlungsmöglichkeiten, die die Qualität ihrer Beziehung enorm erhöhte.

Je bewusster wir uns also über die Verletzungen unserer Kindheit werden, desto leichter können wir unsere Gefühle und schließlich auch unser Verhalten im Hier und Jetzt verändern. Erst wenn wir ein Bewusstsein für die Bedürfnisse unseres Inneren Kindes entwickeln, können wir diesen verletzten Anteil als einen Teil von uns annehmen und ihn bis zu einem gewissen Grad heilen.

Wieso wir auch zu Hause Heimweh haben können

In den ersten sechs Lebensjahren bildet sich die Gehirnstruktur eines Menschen mit seinen ganzen neuronalen Netzen und Verschaltungen aus. Die Erfahrungen, die ein Mensch mit seinen Eltern oder anderen nahen Bezugspersonen zu dieser Zeit macht, prägen sich tief in sein Unterbewusstsein ein. Um sich gesund entwickeln zu können, muss ein Kind nicht nur in seinen körperlichen Grundbedürfnissen wie Essen, Trinken, Schlaf, Wärme oder Atmung befriedigt werden, sondern auch in seinen psychischen Grundbedürfnissen.

In der Psychologie gibt es zur Anzahl und Art psychischer Grundbedürfnisse verschiedene Theorien, die sich leicht unterscheiden. Besonders anerkannt und empirisch gut belegt ist der Ansatz des Psychologen Klaus Grawe, der folgende vier Grundbedürfnisse benennt:

- Das Bedürfnis nach Bindung
- Das Bedürfnis nach Autonomie und Kontrolle
- Das Bedürfnis nach Lustbefriedigung bzw. Unlustvermeidung
- Das Bedürfnis nach Selbstwerterhöhung bzw. Anerkennung

Wird eines oder mehrere dieser Grundbedürfnisse in der Kindheit nicht ausreichend erfüllt, führt dies zu psychischen Symptomen. Auch wenn man meinen könnte, dass wir von unendlich vielen verschiedenen emotionalen Problemen geplagt werden, lassen sich alle auf die Verletzung eines oder mehrerer dieser vier Grundbedürfnisse zurückführen.

In dem Maße, in dem diese Grundbedürfnisse in der Frühzeit unseres Lebens erfüllt werden, entwickeln wir Fähigkeiten, die uns im Erwachsenenalter ermöglichen, sie weiterhin im Auge zu behalten und zu befriedigen.

DAS BEDÜRFNIS NACH BINDUNG

Das Bedürfnis nach Bindung ist ein biologischer Überlebensmechanismus, der sicherstellt, dass ein Säugling eine Person in seiner Nähe hat, die ihn versorgt und schützt. Säuglinge fühlen sich mit ihrer Mutter eins. Sie wissen nicht, wo sie selbst aufhören und wo die Mutter anfängt. Sie sind sozusagen mit ihr verschmolzen. Die Mutter hat deshalb die schwierige Aufgabe, die Bedürfnisse des Babys zu interpretieren. Liegt sie meistens richtig mit ihren Vermutungen, entsteht eine vertrauensvolle Bindung zwischen ihr und dem Kind.

In diesem Optimalfall lernt der Säugling, dass seine Bedürfnisse wichtig und richtig sind und dass andere Menschen sich gut um ihn sorgen. So erfährt er die Welt von Anfang an als einen vertrauenswürdigen Ort. Das erworbene Urvertrauen bietet ihm die Grundlage dafür, sich auch im weiteren Verlauf seines Lebens sicher an andere Menschen binden zu können.

Wird einem Menschen eine solche verlässliche Bindungserfahrung verwehrt, entwickelt er Bindungsstörungen und in vielen Fällen auch psychische Erkrankungen, die auf Traumata zurückzuführen sind. Wenn Eltern ihre Kinder vernachlässigen, ablehnen oder sogar misshandeln, wird das kindliche Bedürfnis nach Bindung erheblich frustriert. Das Ausmaß der Vernachlässigung bestimmt das Ausmaß der Frustration und damit auch die Größe des Selbstwertgefühls und des Urvertrauens. Wird unser Bindungsbedürfnis in den ersten Jahren nicht befriedigt, fehlt uns ein Leben lang das Vertrauen in andere Menschen und wir erleben zudem Bindungs- oder Verlustängste.

DAS BEDÜRFNIS NACH AUTONOMIE UND SICHERHEIT

Am anderen Ende unseres Bindungsbedürfnisses steht das Bedürfnis nach Autonomie. Ein Kind will nicht nur umsorgt werden, sondern auch die Welt entdecken. Im Alter zwischen einem und drei Jahren erfahren Kinder zunehmend, dass sich ihre eigenen Wünsche von denen anderer Menschen unterscheiden. Kinder haben ein großes Bedürfnis, eigenständig zu sein, und jede selbstständige Handlung stärkt ihr Selbstvertrauen. Im Idealfall sollten Eltern ihren Kindern zu dieser Zeit ermöglichen, ihren Radius zu erweitern, während sie gleichzeitig immer noch Schutz und Sicherheit bieten. Damit bedienen sie sowohl das Bedürfnis nach Bindung als auch das nach Autonomie.

Autonomie bedeutet Kontrolle und Kontrolle bedeutet Sicherheit. Wenn Eltern ihre Kinder überbehüten, zu stark kontrollieren oder zu enge Grenzen setzen, frustrieren sie die Autonomieentwicklung ihres Kindes. Diese Ängstlichkeit und das übertriebene Kontrollbedürfnis werden vom Kind verinnerlicht. Das führt dazu, dass es auch im Erwachsenenalter oft noch sehr unselbstständig ist und die Verantwortung für sein Leben auf andere Menschen überträgt.

Kinder, die in ihrem Bedürfnis nach Bindung oder Autonomie frustriert werden, finden sich im Erwachsenenalter oft in einem von zwei Extremen wieder. Entweder sie haben ein übersteigertes Bedürfnis nach Autonomie oder nach Bindung. In beiden Fällen beeinflusst diese extreme Ausrichtung ihre Bindungsfähigkeit. Ein übertriebenes Bedürfnis nach Autonomie äußert sich zum Beispiel in Bindungsangst, während ein extremes Bedürfnis nach Bindung Verlustangst auslöst.

DAS BEDÜRFNIS NACH LUSTBEFRIEDIGUNG

Es liegt in der Natur des Menschen, nach Lust und Freude zu streben und Unlustgefühlen aus dem Weg zu gehen. Wir alle sehnen uns nach lustvollen Erfahrungen wie gutem Essen, guten Gesprächen, gutem Sex, harmonischen Beziehungen und erfolgreichen Ergebnissen im Job. Gleichzeitig wollen wir negative Erfahrungen wie das Einhalten einer Diät, den Schmerz einer Trennung, zwischenmenschliche Konflikte oder Misserfolge bei der Arbeit vermeiden.

Gefühle wie Freude, Glück, Leichtigkeit, Lebendigkeit, Sicherheit und Geborgenheit heißen wir mit offenen Armen willkommen, während wir Angst, Schmerz, Enttäuschung oder Verletzung lieber vermeiden. Ein gesunder und ausgeglichener Umgang mit Lust- und Unlustgefühlen ist eine der wichtigsten Fähigkeiten, die uns unsere Eltern beibringen können.

Lernen Kinder nicht die Fähigkeit zur Frustrationstoleranz, zum Belohnungsaufschub und zum Triebverzicht, werden sie ein Leben lang impulsgesteuerte Handlungen vollziehen. Diese verschaffen zwar unmittelbare Befriedigung, führen jedoch langfristig zu physischen und psychischen Problemen.

Eltern stehen vor der herausfordernden Aufgabe, ihr Kind weder zu sehr zu verwöhnen noch zu sehr zu begrenzen. Verwöhnten Kindern fällt es auch im Erwachsenenalter schwer, ihr Lustempfinden zu begrenzen. Auf der anderen Seite entwickeln sich Kinder, die zu sehr begrenzt wurden, oft zu Rebellen, die aus Trotz im späteren Leben maßlos ihrem Lustempfinden nachgeben. Die Balance zwischen Lusterfüllung und Triebverzicht zu finden ist jedoch, unabhängig von der individuellen kindlichen Prägung, für alle Menschen eine lebenslange Herausforderung.

DAS BEDÜRFNIS NACH SELBSTWERTERHÖHUNG BZW. ANERKENNUNG

Jeder von uns hat das Bedürfnis, von anderen Menschen wertgeschätzt und anerkannt zu werden. Forscher erklären dieses Bedürfnis evolutionsbiologisch so, dass unsere Vorfahren in Horden zusammenlebten und voll und ganz auf ihre Gruppe angewiesen waren, um in der Natur überleben zu können. Ein Einzelner wäre den Angriffen wilder Tiere schutzlos ausgeliefert gewesen. Und auch die Jagd eines Einzelnen war weniger erfolgversprechend als die gemeinschaftliche Jagd.

Außerdem sind wir genetisch darauf ausgelegt, uns fortzupflanzen, und auch deshalb ist Verbundenheit und Anerkennung ein Grundbedürfnis. Ohne vom anderen Geschlecht als begehrenswert wahrgenommen zu werden, könnten wir unsere Gene nicht weitertragen.

Studien zeigen, dass Personen, die gegen ihren Willen dauerhaft isoliert werden, sogar das Interesse am Leben verlieren, keinen Appetit mehr verspüren, schneller erkranken und in vielen Fällen sogar sterben. Man könnte also auch sagen, dass das Bedürfnis nach Anerkennung dem Bedürfnis nach Bindung entspringt.

Auch unser Selbstwert entwickelt sich nicht von allein, sondern wir erfahren unseren Wert durch die Reaktionen anderer Menschen, die als Spiegel für uns fungieren. Der erste Spiegel, in den wir schauen, ist in der Regel das Gesicht unserer Mutter. Wenn eine Mutter beispielsweise ihr Kind anlächelt, weiß das Kind, dass seine Mutter glücklich darüber ist, dass es da ist. Wir sind also schon seit dem Säuglingsalter darauf konditioniert, unseren Selbstwert an der Reaktion anderer festzumachen.

Menschen, die als Kind viel Anerkennung und Liebe durch ihre Eltern erfahren haben, entwickeln ein starkes Selbstwertgefühl und sind im späteren Leben weniger abhängig von externer Bestätigung.

Trauma

ENTWICKLUNGSTRAUMA VS. SCHOCKTRAUMA

Dass Eltern in der Lage sind, die vier Grundbedürfnisse zu 100 Prozent zu erfüllen, ist eine unrealistische Idealvorstellung. Wie bereits erwähnt, sind auch unsere Eltern nur die Kinder ihrer Eltern und oft wurden auch ihre Grundbedürfnisse nicht ausreichend erfüllt. Für die gesunde Entwicklung und physische Stabilität eines Kindes ist es auch gar nicht notwendig, die vier Grundbedürfnisse in allen Facetten zu 100 Prozent zu befriedigen. Werden die kindlichen Bedürfnisse jedoch grundsätzlich oder über einen sehr langen Zeitraum nicht erfüllt, beeinträchtigt das die Entwicklung eines Kindes nachhaltig und führt in vielen Fällen sogar zu einem Trauma.

Wenn wir in unserer Gesellschaft über den Begriff Trauma sprechen, verstehen die meisten Menschen darunter die nachhaltigen psychischen Auswirkungen eines katastrophalen Erlebnisses wie sexueller Missbrauch, Naturkatastrophen, schwere Unfälle oder Krieg. Aber Traumata können auch viel leiser und unauffälliger entstehen.

Es gibt zwei Grundarten von Trauma. Bei einem einmaligen Erlebnis, das den Betreffenden in eine akute Lage der Hilflosigkeit versetzt hat, spricht man von einem Schocktrauma. Es spaltet das Leben des Betroffenen in ein Vorher und ein Nachher. Er hat einen direkten Vergleich, weil er weiß, wie sich das Leben vor dem Trauma angefühlt hat.

Dem Schocktrauma gegenüber steht das sogenannte Entwicklungstrauma. In der Fachliteratur spricht man auch von einem Bindungs- oder Beziehungstrauma, denn es entsteht durch unsere ersten Bindungserfahrungen. Wird ein Kind in jungen Jahren wiederholt Traumatisierungen ausgesetzt, hinterlässt das Spuren, die sich das restliche Leben lang immer wieder äußern. Um ein Entwicklungstrauma zu erleiden, muss ein Kind nicht einmal gravierende gewalttätige Ereignisse erleben.

Schon kleinere Unsicherheiten im zwischenmenschlichen Bereich, zum Beispiel wenn das Schreien eines Kindes nicht beantwortet wird, es sich nicht gesehen und beachtet fühlt oder es zu größeren Bindungsunterbrechungen wie Krankenhausaufenthalten kommt, können Entwicklungstraumata herbeiführen.

Grundsätzlich entsteht ein Trauma auch nicht durch Geschehnisse im Außen, sondern dadurch, wie diese Erlebnisse im Inneren eines Menschen verarbeitet werden. Identische Erlebnisse lösen also nicht bei jedem Menschen im gleichen Maß ein Trauma aus.

In den ersten Lebensjahren brauchen Säuglinge und Kleinkinder sichere, vorhersehbare, zugängliche und liebevolle Bezugspersonen. In der Geborgenheit der Interaktion mit diesen Bezugspersonen kann sich das Gehirn des Neugeborenen gesund und harmonisch entwickeln. Werden die Bedürfnisse des Kindes nicht erfüllt, wird es zunächst einmal lautstark protestieren. Bleibt der Protest immer wieder erfolglos, wird es irgendwann resignieren und verstummen.

Andauernde mangelnde Fürsorge und emotionale Vernachlässigung vonseiten der Eltern löst bei einem Kind eine anhaltende Stressreaktion aus, die eine gesunde Gehirnentwicklung verhindert. Bis zum dritten Lebensjahr können Kinder ihre Gefühle ab einem gewissen Stresslevel nicht selbst regulieren. In dieser Zeit ist das Nervensystem des Babys noch nicht voll ausgebildet. Das bedeutet, das Baby ist darauf angewiesen, dass die Mutter oder Bezugsperson es mit ihrem Nervensystem reguliert. Die Regulation eines anderen Menschen durch das eigene Nervensystem nennt man Co-Regulation.

Babys brauchen also ihre Bezugspersonen, um ihre eigenen Gefühle einschätzen, ordnen und regulieren zu können. Dabei sind sie sehr feinfühlig und nehmen ungefiltert die Stimmungen und Spannungen ihrer Umgebung wahr.

Ein Entwicklungstrauma entsteht also durch lang anhaltenden und wiederholten Stress aufgrund von emotionaler Vernachlässigung, mangelnder Einfühlung und physischer wie psychischer Gewalt und führt zu Störungen der Selbstregulation und einer geringen Stresstoleranz. Das hat wiederum zur Folge, dass ein Mensch mit einem Entwicklungstrauma seine Gefühle auch als Erwachsener nicht ausreichend regulieren kann und sich oft in Zuständen von Über- oder Untererregung befindet.

ÜBER- UND UNTERERREGUNG

Die Höhen und Tiefen des Alltags bringen Menschen, die unter Über- oder Untererregung leiden, viel schneller aus dem Gleichgewicht. Psychisch gesunde Menschen befinden sich in der Regel in einer ausbalancierten Erregungszone und erleben Zustände der Unter- oder Übererregung lediglich in besonderen Stresssituationen wie Prüfungen, Unfällen, Schicksalsschlägen etc. Bei traumatisierten Menschen konnte sich das Nervensystem jedoch nicht optimal entwickeln, dadurch entsteht eine verminderte Stresstoleranz. Die Betroffenen befinden sich deshalb viel schneller in Zuständen der Unter- oder Übererregung und brauchen länger, um in eine ausbalancierte Erregungszone zurückzukehren, wenn sie diese überhaupt jemals erreichen.

Dabei neigen von Natur aus extravertierte Kinder eher zu Symptomen der Übererregung *(hyperarousal).* In diesem Zustand schaltet das Nervensystem in den Kampf- oder Fluchtmodus. Im Zustand einer Übererregung hält der Körper eine Stressreaktion aufrecht, obwohl faktisch gesehen gar keine Gefahr mehr besteht. Das sympathische Nervensystem bleibt aktiviert und versetzt den Organismus in ständige Alarmbereitschaft. Übererregung führt zu Symptomen wie Unruhe, Aggressivität, Hyperaktivität, erhöhte Wachsamkeit (Hypervigilanz), Konzentrationsstörungen, Schlafstörungen, Anspannung und Überanstrengung.

Diese Symptome sind für die Betroffenen nicht nur äußerst unangenehm, sondern stören auch das Funktionieren im Alltag. Konzentrationsschwierigkeiten erschweren die Arbeit, Schlafstörungen mindern die Produktivität, Aggressionen führen zu vermehrten zwischenmenschlichen Konflikten und Überanstrengung und Anspannung führen auf lange Sicht meistens zu einem Burn-out. Leider werden die körperlichen Symptome einer Übererregung von den Betroffenen selbst, aber auch von Ärzten nur in den seltensten Fällen in Zusammenhang mit einem Entwicklungstrauma gebracht.

Von Natur aus introvertierte Kinder neigen eher zu Symptomen der Untererregung *(hypoarousal)*. In diesem Zustand schaltet das Nervensystem in den Erstarrungsmodus. Diesen Modus kannst du dir ähnlich vorstellen wie den Totstellreflex bei Tieren. Statt sich aktiv zu wehren und zu schützen, ergeben sich die Betroffenen quasi ihrem Schicksal. Sie haben früh verinnerlicht, dass, wenn ihnen etwas Schreckliches widerfährt, sie ohnehin nichts verändern können, und so fallen sie häufig in einen dissoziierten Zustand.

Um sich etwas konkreter vorzustellen, was Dissoziation ist, kann es helfen, sich das Gegenteil von Dissoziation anzuschauen: die Assoziation. Assoziation bedeutet, dass wir Gedanken und Gefühle, Körperempfindungen und Handlung miteinander verknüpfen. Im Gegensatz dazu werden diese Prozesse während der Dissoziation voneinander getrennt. Dissoziation ist also die Abspaltung von Gedanken, Gefühlen, Körperempfindungen oder Handlungen.

Bis zu einem gewissen Ausmaß kennt jeder – auch psychisch gesunde Menschen – dissoziative Zustände. Die meisten dissoziativen Zustände im Leben nehmen wir sogar als angenehm wahr. Wenn wir zum Beispiel während eines kreativen Prozesses oder beim Sport »gedankenverloren« Zeit und Raum um uns herum vergessen. Oder wenn jemand kurz nach einem schweren Verkehrsunfall trotz Verletzung keinen Schmerz empfindet.

Dissoziation ist zunächst einmal eine gesunde Schutzreaktion unserer Psyche. Ohne die Fähigkeit zu dissoziieren würde ein Kind, das beispielsweise von seinen Eltern misshandelt wird, bei jedem Anblick der Eltern in extreme Angstzustände verfallen. Die Dissoziation ist also eine Überlebensstrategie. Man kann sich den Prozess so vorstellen, als würde der Mensch schmerzhafte Erinnerungen in ein separates Zimmer sperren und die Tür verschließen. Solange die Tür ordentlich verschlossen ist, kann selbst ein Kind, das von seinen Eltern misshandelt wird, in seinem Alltag zurechtkommen.

Wenn Menschen diese Überlebensstrategie jedoch im erwachsenen Alter weiterhin regelmäßig anwenden, um schwierige Situationen zu meistern, büßen sie gleichzeitig einen großen Teil ihrer Lebensqualität ein. Das Problem ist nämlich, dass ein Mensch nicht ein einzelnes Gefühl abspalten kann. Bei der Abspaltung eines negativen Gefühls wird stattdessen auch automatisch das gegensätzliche Gefühl in das separate Zimmer gesperrt. Wenn jemand beispielsweise aufgrund von Verlust- oder Bindungsangst sein Bindungsbedürfnis in ein Zimmer sperrt, sperrt er gleichzeitig das Gefühl der Nähe und Verbundenheit in dasselbe Zimmer. Denn wenn er sein Bindungsbedürfnis emotional nicht zulässt, wird er auch nicht in der Lage sein, tiefe Bindungen zu anderen Menschen einzugehen. Dementsprechend wird er auch niemals die Nähe und Geborgenheit erfahren, die er sich eigentlich wünscht. Die beiden Gegensätze sind sozusagen die zwei Seiten einer Medaille – und wir können immer nur die ganze Medaille in einen Raum sperren.

TRAUMABEDINGTE GLAUBENSSÄTZE

Das Fatale an einem Entwicklungstrauma ist: Es gibt kein DAVOR. Ein Kind kann nicht abwägen, ob das Verhalten der Eltern falsch oder richtig oder gut oder schlecht ist, es hält die Umstände einfach für normal. Es kann nicht beurteilen, dass der Vater lediglich schreit, weil er einen schlechten Tag hatte, oder dass die Mutter ihm keine Aufmerksamkeit schenkt, weil sie unter Depressionen leidet. Kinder erleben ihre Eltern als unfehlbar und beziehen deren Ablehnung, Wut, fehlende Aufmerksamkeit und Traurigkeit darauf, selbst nicht in Ordnung zu sein.

In der Bemühung, die Beziehung zur Bindungsperson aufrechtzuerhalten, fangen sie an, ihre eigenen Bedürfnisse, Wünsche, Gefühle und Körperempfindungen zu unterdrücken. Für ein Kind ist die Bindung zu einer primären Bezugsperson überlebenswichtig und deshalb sind die Bedürfnisse der Eltern immer wichtiger als die eigenen. Das Unterdrücken der eigenen Bedürfnisse dient also als Überlebensstrategie.

Zusätzlich neigen Kinder dazu, ihre Eltern zu idealisieren. Das müssen sie sogar, denn sie sind existenziell darauf angewiesen, ihnen zu vertrauen. Wenn sie ihre Eltern nicht idealisieren würden, würden sie große Angst verspüren, ihren unfähigen Eltern ausgeliefert zu sein. Diese Idealisierung hält oft bis ins Erwachsenenalter an.

Die Tatsache, dass Kinder den Fehler grundsätzlich bei sich suchen und ihre Eltern idealisieren, erklärt auch, warum ein Großteil der Menschen sich bis ins hohe Erwachsenenalter nicht eingestehen kann, dass die eigene Kindheit nicht so unbeschwert war, wie sie es sich wünschen. Sobald sie das Verhalten der eigenen Eltern kritisch betrachten, geraten die meisten Menschen in einen Loyalitätskonflikt. Sie fühlen sich schuldig, sobald sie ein ungünstiges Verhalten der Eltern entlarven. Die Idealisierung macht es schwer bis unmöglich, das Fehlverhalten der eigenen Eltern kritisch zu beurteilen.

Bei Innerer-Kind-Heilung geht es jedoch gar nicht darum, die eigenen Eltern zu verurteilen und ihnen die Schuld für das eigene Verhalten zu geben. Es geht lediglich darum, sich von der Idealisierung zu lösen, um ein besseres Verständnis für das eigene Trauma und die daraus entstandenen Glaubenssätze zu entwickeln.

Ein Glaubenssatz ist eine tief verankerte Überzeugung über uns selbst und über unseren Wert in zwischenmenschlichen Beziehungen. Glaubenssätze bestimmen unbewusst darüber, wie wir die Welt wahrnehmen, wie wir fühlen und wie wir uns aufgrund dessen verhalten. Die Bindungserfahrungen, die wir in unseren frühesten Lebensjahren machen, bilden das Fundament dieser unbewussten Glaubenssätze. Unsere Glaubenssätze entscheiden wiederum maßgeblich darüber, wie wir uns fühlen.

Bevor wir als Kind sprechen können, können wir logischerweise auch nicht denken. Das heißt, zu dieser Zeit fühlen wir einfach nur. Das Gefühlsleben aus dieser Zeit prägt sich in unser Körpergedächtnis ein und prägt unser psychisches Grundgefühl. Fühlen wir uns grundsätzlich erwünscht und gewollt auf dieser Welt? Fühlen wir uns sicher oder bedroht? Die Antworten auf diese Fragen wirken sich wiederum auf unser Urvertrauen aus.

Ein emotional vernachlässigtes Kind mag hilflos sein, der wahre Schaden entsteht jedoch erst dann, wenn es aufgrund dieser Erfahrung den Glaubenssatz entwickelt, dass Hilflosigkeit und Ungeliebtheit seinen wahren und andauernden Zustand in der Welt definieren. Der größte Schaden, der durch ein Trauma entsteht, ist also nicht der unmittelbar zugefügte Schmerz, den wir als Kind erfahren, sondern die Auswirkung, die das Trauma auf unsere Wahrnehmung und Interpretation der Welt hat.

Jeder Mensch entwickelt sowohl positive als auch negative Glaubenssätze. Wenn ich im Verlauf dieses Buches vom *hungrigen Kind* spreche, ist damit der Teil des Inneren Kindes gemeint, der alle negativen Glaubenssätze umfasst. Das *satte Kind* auf der anderen Seite repräsentiert unsere positiven Glaubenssätze.

Ein glückliches und geliebtes Kind entwickelt beispielsweise Glaubenssätze wie: Ich werde geliebt. Ich bin wichtig. Ich bin willkommen. Daraus entstehen ein grundsätzlich positives Lebensgefühl und gesunde Verhaltensmuster. Auf der anderen Seite entwickeln emotional vernachlässigte und traumatisierte Kinder beispielsweise Glaubenssätze wie: Ich bin nicht willkommen. Ich falle zur Last. Ich bin nicht gut genug etc. Daraus entsteht ein grundsätzliches Mangelgefühl, das oft zu ungesunden kompensatorischen Verhaltensmustern führt.

Diese kompensatorischen Verhaltensmuster bewirken wiederum nicht selten, dass die negativen Glaubenssätze zur selbsterfüllenden Prophezeiung werden. Zurückgewiesene Kinder fühlen sich von innen heraus nie gesättigt und es entsteht ein anhaltender Hunger nach Liebe. Unsere Glaubenssätze und das damit verbundene Grundgefühl bleiben so lange als unentdecktes psychisches Programm in unserem Unterbewusstsein bestehen, bis wir anfangen, ein Bewusstsein dafür zu entwickeln.

Das Problem ist, dass unser Verstand die Gegenwart fortwährend im Lichte vergangener Konditionierungen interpretiert. Menschen haben große Schwierigkeiten, Vergangenheit und Gegenwart zu unterscheiden, insbesondere dann, wenn sie emotional stark erregt sind. Ein gegenwärtiger Auslöser kann emotionale Reaktionsmuster zur Folge haben, die bereits in der Kindheit angelegt wurden, wie wir anhand des Beispiels meiner Klientin Anna bereits erfahren haben:

Was vorgibt, eine aktuelle Reaktion auf ein gegenwärtiges Ereignis zu sein (der Ehemann verspätet sich um 20 Minuten), ist in Wirklichkeit ein erneutes Durchleben vergangener emotionaler Erfahrungen (die Mutter holt Anna zwei Stunden zu spät vom Ballettunterricht ab).

Dieser unbewusste, in Gehirn und Nervensystem verankerte Vorgang wird implizites Gedächtnis genannt. Sein Gegenspieler ist das explizite Gedächtnis, das sich an Ereignisse, Fakten und Umstände bewusst erinnert. Das implizite Gedächtnis ist immer dann aktiv, wenn Menschen sich nicht darüber bewusst sind, dass sie gerade von vergangenen Erfahrungen beeinflusst werden. Solange wir uns nicht bewusst sind, dass gerade ein unbewusster negativer Glaubenssatz unser gegenwärtiges Verhalten beeinflusst, können wir auch nichts tun, um es zu verstehen oder zu verändern.

Immer wenn wir »überreagieren«, also in einer Weise reagieren, die für die jeweilige Situation unangemessen oder übertrieben scheint, können wir sicher sein, dass das implizite Gedächtnis am Werk ist. Das heißt, die Reaktion bezieht sich eigentlich gar nicht auf das aktuelle Ereignis, sondern ruft eine tiefe alte Verletzung in uns hervor. Die Überreaktionen sind einem automatischen Schutzmechanismus unserer Psyche geschuldet, der einst dazu diente, unser Überleben zu sichern.

Podcastempfehlung:

Den Podcast findest du unter dem Namen »Lifestyle schlank« auf allen Podcast-Apps und auf meiner Webseite shinecoaching.de.

67 Wie du herausfindest, wer du wirklich bist

225 Innere Kind Heilung: So lässt du das Drama/Trauma deiner Kindheit hinter dir

Überlebensstrategien

Überlebensstrategien sind das Ergebnis von Adaptionsprozessen, mit denen Kinder auf die chronisch ausbleibende Erfüllung eines oder mehrerer ihrer Grundbedürfnisse reagieren. Da Kinder noch nicht über ausreichend kognitive Verarbeitungsmechanismen verfügen und sich immer selbst die Schuld an den Geschehnissen geben, entwickeln sie Strategien, die dazu dienen, das entstandene Mangelgefühl zu kompensieren und die damit verbundenen negativen Gefühle zu verdrängen. Instinktiv spüren sie, welche Eigenschaften ihre Eltern an ihnen schätzen und welche sie ablehnen. Um die Bindung und Liebe der Eltern aufrechtzuerhalten, passen sie sich entsprechend an. Sie überleben also durch die Anpassung an ihre Umgebung.

Je öfter ein Mensch jedoch mit seinen Überlebensstrategien reagiert, desto mehr schneidet er sich selbst von seinen wahren Gefühlen und seinem Körper ab. Dies hat eine verzerrte Wahrnehmung der eigenen Identität zur Folge. Solange diese kindlichen Adaptionsstrategien unbewusst vorherrschen, lernt ein Erwachsener nicht, angemessen auf die Herausforderungen des Erwachsenendaseins zu reagieren. Auf diese Weise werden die als Kind entstandenen lebensrettenden Anpassungsstrategien im Erwachsenenalter zum Verhängnis.

Überlebensstrategien werden nicht als solche wahrgenommen, sondern entwicklen sich im Laufe der Zeit zu einer starren Vorstellung über sich selbst und seinem Wert in der Gesellschaft. Im Normalfall stellen die Betroffenen nämlich keine Verbindung zwischen den akuten Symptomen, Charakterzügen, Verhaltensmustern und den traumatischen Kindheitserfahrungen her.

Im Gegenteil, unsere Psyche bedient sich im späteren Leben sogar dieser Überlebensstrategien, um unter allen Umständen die Aufdeckung des Traumas und der dadurch entstandenen Verletzungen zu verdrängen. Sie tut alles dafür, die aufgrund des Traumas entstandenen Minderwertigkeitsgefühle vor uns selbst und anderen zu verstecken.

Als Kind sichern diese Strategien das Überleben, als Erwachsene verhindern sie jedoch ein unbeschwertes Leben. Der traumatisierte Erwachsene erkennt nicht, dass er mit Selbstschutzstrategien reagiert, sondern hält diese Verhaltensweisen für seinen »Charakter«. Doch was er für seinen Charakter hält, ist vielmehr eine Identifikation, die auf Angst und Scham gegründet ist. Sie versperrt den Zugang zu seiner wahren Natur.

Das Kind hat gelernt, sich in eine Rolle zu zwängen und sich den Umständen zu Hause anzupassen. Was bei einem Kind ein Anpassungsversuch ist, wird bei einem Erwachsenen zum »Fehlverhalten«. Solange wir dieses »Fehlverhalten« jedoch als Teil unserer Identität verstehen, wird es schwer bis unmöglich, diese Verhaltensweisen langfristig zu verändern.

Solange du beispielsweise denkst: »Ich bin übergewichtig, weil ich undiszipliniert bin«, wirst du immer versuchen, dein Gewicht durch Disziplin zu regulieren, ohne zu bemerken, dass das die falsche Stellschraube ist. Damit wir uns von unseren Überlebensstrategien lösen können, müssen wir zunächst den Entzündungsherd ausfindig machen, der uns im Hier und Jetzt immer wieder auf die gleiche destruktive Weise reagieren lässt.

Um ein Trauma vollständig zu verarbeiten, ist es essenziell, sich der seelischen Verletzungen bewusst zu werden, den damit verbundenen Schmerz zuzulassen und den Zusammenhang zu unseren heutigen Verhaltensweisen zu erkennen. Erst wenn wir uns darüber bewusst werden, dass wir mit alten Überlebensstrategien auf harmlose Situationen im Hier und Jetzt reagieren und anfangen, die helfende Funktion dieser Strategien zu verstehen, sind wir in der Lage, neue Strategien zu entwickeln, die weniger destruktiv sind, uns jedoch das gleiche Maß an Schutz bieten.

Meine Mission ist es, dass du im Verlaufe dieses Buches erkennst, dass das Essen eine wichtige Überlebensstrategie für dich ist. Bevor du diese Überlebensstrategie aufgeben kannst, darfst du zunächst lernen, wie du ohne diese Strategie überleben kannst. Du musst dir zunächst sicher sein, dass du deine Gefühle auch ohne übermäßiges Essen aushalten kannst.

Ansonsten wirst du früher oder später immer wieder auf deinen Rettungsanker (das Essen) zurückgreifen. Keine Diät der Welt kann funktionieren, solange du dich währenddessen so schutzlos fühlst, als stünde dein Leben auf dem Spiel.

Die Psyche verfolgt immer eine Logik (PsychoLOGIE). Sie tut nichts ohne Hintergrund. Und auch jede erlernte Überlebensstrategie verfolgt eine positive Absicht. Sie hat dir einst dein Überleben gesichert. Das Problem ist nur, dass diese Strategie seit deiner Kindheit nicht mehr upgedatet wurde. Das heißt, du verfolgst immer noch die Strategie eines Kindes. Als erwachsener Mensch hast du heute jedoch viel mehr Möglichkeiten, dich auf eine konstruktive Art und Weise zu schützen. Zusätzlich bewirkt die Heilung unserer Entwicklungstraumata, dass wir uns gar nicht mehr so schutzbedürftig fühlen.

ERKENNE DEINE ÜBERLEBENSSTRATEGIEN

Es ist selten der Fall, dass ein Mensch ausschließlich eine bestimmte Überlebensstrategie verfolgt. Meistens bedienen wir uns unterschiedlicher Strategien und teilweise bedingen sich diese auch gegenseitig. Das bedeutet, dass aus einer destruktiven Verhaltensweise nicht selten eine weitere entsteht.

Um dein in der Kindheit entstandenes Minderwertigkeitsgefühl zu kompensieren, bist du zum Beispiel zu einem Perfektionisten geworden. Dein Perfektionismus schützt dich vor potenziellen Angreifern. Alles perfekt zu machen und sich keine Fehler zu erlauben, ist jedoch sehr kräftezehrend und führt zu einem konstant erhöhten Stresspegel. Da du von klein auf jedoch nicht gelernt hast, deine Gefühle zu regulieren, brauchst du nun eine weitere Strategie, um den entstandenen Stress zu kompensieren. Dabei hilft dir beispielsweise das übermäßige Essen, das so zu einer weiteren Überlebensstrategie wird.

Weil Veränderung paradoxerweise nie dann passiert, wenn wir uns unbedingt verändern wollen, sondern erst dann, wenn wir uns erlauben, voll und ganz zu erfahren, wer wir wirklich sind, möchte ich den folgenden Abschnitt nutzen, um dich für deine Überlebensstrategien zu sensibilisieren. Hierzu werde ich dir die gängigsten Strategien grob vorstellen und bitte dich, dich selbst beim Lesen aufmerksam zu reflektieren. Dabei ist es extrem wichtig, dass du ehrlich zu dir selbst bist, auch wenn dein Ego – das ich gern liebevoll Rumpelstilzchen nenne – an einigen Stellen lautstark protestieren wird.

Um zu erfahren, wer du wirklich bist, ist es essenziell, dass du den Widerstand deines Egos bewusst wahrnimmst, dich davon aber nicht aus dem Konzept bringen lässt. Um zu verstehen, warum das Ego an einigen Stellen Rumpelstilzchen spielen wird, möchte ich dir an dieser Stelle kurz erklären, was das Ego überhaupt ist:

Wir kommen alle ohne ein Ego zur Welt. Als kleines Kind haben wir noch keine Vorstellung davon, wer wir sind. Aus diesem Grund reden Kinder anfangs in der dritten Person über sich, also zum Beispiel »Julia hat Hunger« anstatt »Ich habe Hunger«.

Geprägt durch die Konditionierungen seiner Umwelt entwickelt das Kind dann über die Zeit ein Selbstbild. Dieses Selbstbild ist sein Ego. Wenn wir also vom Ego sprechen, bezieht sich das auf das Bild, das wir von uns selbst haben.

Gerade Kinder, deren emotionale Bedürfnisse nicht ausreichend befriedigt wurden, entwickeln in der Regel kein stabiles Selbstwertgefühl. Um die zerbrechliche Selbstidentität zu schützen, entsteht oft ein überaktives Ego, das besonders dann auf die Barrikaden geht, wenn irgendetwas das eigene Selbstbild infrage stellt. Also wenn du zum Beispiel als Überlebensstrategie ein Helfersyndrom entwickelt hast, ist dein damit verbundenes Selbstbild wahrscheinlich, ein guter Mensch zu sein, der sich gerne aufopfernd um andere kümmert.

Wenn du nun im weiteren Verlauf dazu angehalten wirst zu reflektieren, ob du wirklich hilfst, indem du deine Mitmenschen unterstützt, oder ob das Helfen nicht vielmehr eine Möglichkeit für dich darstellt, anerkannt, bestätigt oder nicht ausgeschlossen zu werden, dann wird das deinem Ego ganz sicher erst mal nicht gefallen. Trotzdem ist es wichtig, mag es noch so schwer sein, sich für solche Gedanken zu öffnen und ehrlich zu dir selbst zu sein. Denn erst dann wirst du erkennen, welcher wundervolle Mensch sich wirklich hinter diesen Überlebensstrategien versteckt.

Während ich die meisten Überlebensstrategien lediglich ankratze, um dir einen Denkanstoß in die richtige Richtung zu geben, möchte ich mich einer Strategie ganz ausführlich widmen: der (Ess-)Sucht. Denn du hältst dieses Buch sehr wahrscheinlich nicht zufällig in den Händen, sondern bist auf mich und meinen Ansatz gestoßen, weil das Thema Essen und Gewicht schon lange eine übergeordnete Rolle in deinem Leben spielt.

VERDRÄNGUNG

Verdrängung ist sozusagen die Mutter aller Lebensstrategien. Unsere Wahrnehmung ist die Grundlage für unser Denken, Fühlen und Handeln. Ob wir uns gewisser Gefühle, Denkweisen und Handlungen bewusst werden, hängt zu 100 Prozent von unserer Wahrnehmung ab. Denn solange wir etwas nicht wahrnehmen, können wir diesbezüglich auch keine bewussten Gefühle, Gedanken und Handlungen entwickeln. [2] Verdrängung bedeutet also, dass wir etwas unserer Wahrnehmung entziehen.

Wie wir bereits im Kapitel über Traumata gelernt haben, ist Verdrängung zunächst mal ein ganz natürlicher Schutzmechanismus der Psyche, ohne den wir nicht überleben könnten. Wenn ein Mensch sich zu jeder Zeit über das Unglück und die Gefahren auf dieser Welt bewusst wäre, dann würde er wahrscheinlich in eine Schockstarre verfallen. Bis zu einem gewissen Grad ist Verdrängung also in Ordnung. Problematisch wird es erst dann, wenn wir all unsere Probleme verdrängen. Denn solange wir unsere Probleme nicht wahrnehmen, können wir sie logischerweise auch nicht lösen.

Verdrängung ist die Basis aller Selbstschutzstrategien, weil am Ende alle Strategien angewendet werden, um ein negatives Gefühl zu verdrängen. Um den Verdrängungsprozess zu vereinfachen, greifen Menschen gern auf Hilfsmittel wie Essen, Alkohol oder Drogen zurück.

PERFEKTIONISMUS

Menschen, die durch ihre frühen Kindheitserfahrungen Glaubenssätze entwickeln wie »Ich bin nicht gut genug«, leiden als Erwachsene immer unter einem geringen Selbstwertgefühl. [2] Um sich selbst und anderen zu beweisen, dass sie doch genügen, entwickeln sich einige Menschen zu Perfektionisten. Durch das Anwenden dieser Überlebensstrategie bieten sie anderen Menschen möglichst wenig Angriffsfläche. Perfektionisten sind unbewusst davon überzeugt, dass sie nur geliebt und angenommen werden, wenn sie keine Fehler machen. Sie glauben, wenn sie immer besser, reicher, schneller oder erfolgreicher würden, fühlten sie sich endlich wertvoll. Das Erreichen ihrer Ziele befriedigt jedoch höchstens kurzzeitig ihren »Inneren Erwachsenen«, das hungrige Kind bleibt davon leider unbeeindruckt. Das in der Kindheit erlernte Grundgefühl, nicht zu genügen, bleibt unabhängig von äußeren Erfolgen bestehen.

Da es das Natürlichste der Welt ist, Fehler zu machen, und es keinem Menschen jemals gelingen wird, keine Fehler zu machen, leiden Perfektionisten unter chronischem Stress, der nicht selten in einem Burn-out endet oder durch übermäßiges Essen oder den Missbrauch anderer Substanzen kompensiert wird.

SCHÖNHEITSWAHN

Eine besondere Form des Perfektionismus ist der Schönheitswahn. Auch diese Überlebensstrategie ist auf den Glaubenssatz »Ich bin nicht gut genug« oder »Ich bin nicht schön genug« zurückzuführen. Einige Menschen projizieren ihre Selbstzweifel auf ihr äußeres Erscheinungsbild. Das hat für sie den Vorteil, dass sie daran gezielt mit konkreten Maßnahmen arbeiten können.[2] Kalorien und Kilos sind zählbar, Muskeln sind formbar und Haare sind stylebar. Im Gegensatz dazu sind die inneren Baustellen des hungrigen Kindes weniger greifbar und deshalb scheinbar schwerer zu behandeln.

Perfektionismus und Schönheitswahn haben gemein, dass sie sich über die Anerkennung ihrer Mitmenschen speisen. Wie wir bereits gelernt haben, ist das Bedürfnis nach Anerkennung eines unserer Grundbedürfnisse und somit etwas ganz Natürliches. Das Problem entsteht nicht, weil wir Anerkennung genießen, sondern erst dann, wenn wir sie so sehr benötigen, dass wir unser ganzes Leben danach ausrichten. Wenn wir anfangen, unsere Hobbys, Partner, Wohnorte, Jobs etc. nach den Kriterien der höchstmöglichen Anerkennung auszuwählen. Das führt nämlich dazu, dass wir unsere eigentlichen Bedürfnisse und Wünsche nicht mehr wahrnehmen. Und das wiederum führt zu einem großen Gefühl der Leere.

Um dieses Gefühl zu bewältigen, neigen viele Menschen dazu, die Leere mit Essen oder anderen Süchten zu kompensieren. Da bei dieser Strategie die Schönheit im Vordergrund steht, wird dem übermäßigen Essen nicht selten mit kompensatorischen Maßnahmen wie exzessivem Sport oder auch Erbrechen entgegengewirkt.

HARMONIESTREBEN UND ÜBERANPASSUNG

Auch bei dieser Überlebensstrategie geht es wie beim Perfektionismus darum, nicht von anderen Menschen abgelehnt zu werden. Der Strategie liegt meist der Glaubenssatz »Ich muss brav sein, um geliebt zu werden« zugrunde. Häufig haben die Betroffenen als Kind die Erfahrung gemacht, Zuwendung und Anerkennung nur dann zu bekommen, wenn sie die Erwartungen ihrer Eltern erfüllen. Um diesen Erwartungen gerecht zu werden, haben sie schon früh gelernt, ihre eigenen Wünsche und Gefühle zu unterdrücken. Nie haben sie gelernt, Gefühle wie Wut und Aggression auszuleben, da diese einer gelungenen Anpassung im Weg stehen würden. Statt mit Wut reagieren sie auf Verletzungen und Grenzüberschreitungen mit Trauer, Angst, Rückzug oder Resignation. Deshalb sind die Betroffenen stärker gefährdet, in Depressionen abzurutschen. Um den unangenehmen depressiven Gefühlen entgegenzuwirken, greifen sie oft auf Essen oder andere Substanzen zurück, die ihr Dopamin- und Endorphinlevel erhöhen.

Die sogenannten Harmoniestreber neigen jedoch nicht nur zu Depressionen, sondern auch zu passiven Aggressionen.[2] Im Gegensatz zur aktiven Aggression sucht sich die passive Aggression ihren Weg durch die Hintertür. Statt ihrem Gegenüber offen ihren Willen mitzuteilen, rächen sich passiv Aggressive durch kleinere oder größere Sabotageakte. Beispielsweise werden zwar Zusagen gemacht, doch dann wird einfach etwas vergessen oder sehr langsam erledigt. Auch Mauern, Ghosting, »Schusseligkeit« oder ständige Gleichgültigkeit sind Anzeichen von passiver Aggression. Passiv aggressives Verhalten kann sich auch im Essverhalten widerspiegeln. Das maßlose Essen ist oft eine passive Rebellion gegen die oberflächlichen Schönheitsideale unserer Gesellschaft. Der innere Rebell sagt: »Ich werde sicher nicht abnehmen, sonst behaltet ihr ja recht mit euren falschen Schönheitsidealen.« Dieser passive Widerstand ist passiv aggressiven Menschen selbst jedoch gar nicht bewusst. Auf der Verstandesebene möchten sie etwas verändern, sich zum Beispiel gesünder ernähren, auf der Gefühlsebene blockiert sie jedoch ihr passiver Widerstand.

Podcastempfehlung:

Den Podcast findest du unter dem Namen »Lifestyle schlank« auf allen Podcast-Apps und auf meiner Webseite shinecoaching.de.

189 Wie passive Aggressionen deine Abnahme verhindern

HELFERSYNDROM

Hilfsbereitschaft ist eine Tugend und das Helfen ein Akt der Nächstenliebe. Pathologisch wird es erst dann, wenn sich die falschen Motive hinter dem Helfenwollen verbergen. Geht es wirklich darum, einem Leidenden aus akuter Not zu helfen, oder darum, sich selbst aufzuwerten, anerkannt und bestätigt zu werden?

Die ehrliche Antwort auf diese Frage erfordert sehr viel Mut und Offenheit für die eigenen »Schattenseiten«. Denn an dieser Stelle spielt unser geliebtes Ego sehr wahrscheinlich mal wieder Rumpelstilzchen.

Vorweg möchte ich sagen, dass niemand aus Berechnung ein Helfersyndrom entwickelt. Wenn ich sage, dass das Helfen dazu dient, sich selbst aufzuwerten, dann spreche ich hier nicht von einem bewussten Vorgang. Ein Mensch mit Helfersyndrom denkt nicht bewusst »Ich helfe gern, aber nur, wenn ich dafür Dank und Anerkennung ernte«. Vielmehr läuft diese Überlebensstrategie unbewusst ab, um ein in der Kindheit entstandenes Liebesdefizit zu kompensieren. Menschen mit Helfersyndrom leiden oft unter dem Glaubenssatz »Ich muss mir Anerkennung, Liebe und Dankbarkeit erst verdienen.«[2] Sie fühlen sich nur dann wertvoll, nützlich und geliebt, wenn sie gebraucht werden und andere Menschen auf ihre Hilfe angewiesen sind.

Beim Versuch, anderen zu helfen, verlieren die Betroffenen oft ihre eigenen seelischen und körperlichen Bedürfnisse völlig aus den Augen. Diese Abgeschnittenheit von den eigenen Bedürfnissen und Gefühlen endet nicht selten in einem Burn-out oder anderen psychischen Erkrankungen wie Depressionen oder Angstzuständen. Um mit diesen psychischen Zuständen besser zurechtzukommen, greifen Betroffene dann wiederum zum Essen oder anderen kompensatorischen Mitteln.

Podcastempfehlung

Den Podcast findest du unter dem Namen »Lifestyle schlank« auf allen Podcast-Apps und auf meiner Webseite shinecoaching.de.

167 Helfersyndrom – Warum die Sucht zu helfen uns und anderen schadet

KONTROLLSTREBEN

Die Überlebensstrategie Kontrollstreben entwickelt sich aus dem Glaubenssatz, niemandem vertrauen zu können. Wenn ein Kind in unbeständigen, instabilen Familienverhältnissen aufwächst, entwickelt es starke Unsicherheiten und emotionale Instabilität. Über die Strategie Kontrollstreben versuchen die Betroffenen, ihr großes Bedürfnis nach Sicherheit zu stillen. Das hungrige Kind hat Angst vor Chaos und Unvorhersehbarkeiten und verausgabt sich regelrecht, um diese zu vermeiden. Es hält sich penibel an Ordnung und strikte selbst auferlegte Regeln. Betroffene leiden unter zwanghafter Selbstdisziplin und haben große Schwierigkeiten zu delegieren.

Nicht vertrauen und delegieren zu können und ständig die Kontrolle zu bewahren, kostet die Betroffenen sehr viel Energie. Die rigiden und zwanghaften Strukturen schreien dann förmlich nach einem Ventil. Nicht selten leiden die sonst so disziplinierten Menschen an regelmäßigen Essanfällen. Das maßlose Essen gibt ihnen das Gefühl, endlich einmal loslassen zu dürfen und frei zu sein. Die kurzen Momente des maßlosen Essens sind für viele die einzige Möglichkeit, Entspannung zu empfinden.

Der Prozess des Essens vermittelt den kontrollbedürftigen Betroffenen jedoch paradoxerweise auch ein Gefühl von Kontrolle und Unverwundbarkeit. Denn sie können sich darauf verlassen, dass sich durch das Essen verletzende Gefühle wie Schmerz, Angst, Einsamkeit oder Traurigkeit für einen kurzen Moment betäuben lassen und sie die ersehnte Entspannung auf jeden Fall erreichen werden. Diese Vorhersehbarkeit befriedigt bei den Betroffenen das Bedürfnis nach Kontrolle.

ANGRIFF UND ATTACKE

Diese Überlebensstrategie entwickelt sich häufig aus dem Glaubenssatz, dass die Welt kein sicherer Ort ist. Das hungrige Kind reagiert auf Angriffe mit Gegenangriffen. Daran ist auch erst mal nichts verkehrt. Wut und Aggression sind gesunde, lebenswichtige Emotionen, die dazu dienen, uns in Gefahrensituationen selbst zu behaupten und unsere persönlichen Grenzen zu verteidigen.[2]

Das Problem ist nur, dass das hungrige Innere Kind unter so starken Ängsten leidet, dass es sich ständig angegriffen fühlt, auch dann, wenn gar keine akute Bedrohung besteht. Das führt dazu, dass die Betroffenen oft unkontrolliert mit Kanonen auf Spatzen schießen. Im Nachhinein erkennen sie meist die Unverhältnismäßigkeit ihres Verhaltens und leiden unter starken Schuldgefühlen.

Sowohl die Schuldgefühle als auch die großen Ängste, die mit dieser Überlebensstrategie einhergehen, werden dann wiederum nicht selten mit Essen oder anderen Suchtmitteln kompensiert.

Podcastempfehlung

Den Podcast findest du unter dem Namen »Lifestyle schlank« auf allen Podcast-Apps und auf meiner Webseite shinecoaching.de.

162 Wut und Aggression – So lernst du, sie zu regulieren

RÜCKZUG UND FLUCHT

So wie Angriff eine gesunde Reaktion auf Gefahr ist, ist auch Flucht eine angemessene Reaktion auf eine akute Bedrohung. Auch in diesem Fall wird es erst problematisch, wenn wir Gefahren sehen, wo eigentlich keine sind.[2] Je hungriger das Innere Kind ist, desto schneller stuft es eine Situation als gefährlich ein. Häufig leidet es unter dem Glaubenssatz, machtlos zu sein, und fühlt sich auch harmlosen Alltagssituationen nicht gewachsen.

Diese Überlebensstrategie führt dazu, dass die Betroffenen ständig auf der Flucht sind. Flucht kann sich in Rückzug und Einsamkeit, aber auch in Aktivismus und Suchtverhalten äußern, wobei diese Strategien sich gegenseitig ebenfalls befruchten. Suchtverhalten geht auf lange Sicht immer automatisch mit Rückzug und Einsamkeit einher. Die Leere, die durch die Einsamkeit des Rückzugs entsteht, wird dann oft wiederum durch das Suchtverhalten kompensiert.

Und auch Aktivismus kann schon eine Form der Sucht darstellen, zum Beispiel die Sucht nach Arbeit oder Sport. Auf der anderen Seite wird die große Anstrengung, die mit dem Aktivismus einhergeht, gern mit sedierenden Substanzen wie Essen oder Alkohol kompensiert.

NARZISSMUS

Mit dem Begriff Narzissmus assoziieren wir in unserer Gesellschaft im weitesten Sinne Selbstverliebtheit und Selbstbewunderung. Paradoxerweise entsteht diese Überlebensstrategie jedoch aus der tiefen Überzeugung heraus, ein »Niemand« zu sein. Auf Basis dieses Mangelgefühls kreieren die Betroffenen ein Idealselbst, hinter dessen Größe sich das verunsicherte und sich wertlos fühlende hungrige Kind gut verstecken kann.

Narzissten betreiben stets einen großen Aufwand, um irgendwie besonders zu sein und keinesfalls dem Durchschnitt zu entsprechen. Sie streben nach außerordentlichen Leistungen, nach Macht, Schönheit, Erfolg und Anerkennung.

Erfolg und Anerkennung ist ihnen so wichtig, dass sie auch keinen Halt davor machen, diese auf Kosten anderer zu erreichen. Sie sind extrem leicht kränkbar, auch wenn ihr selbstsicheres Auftreten dies oft nicht vermuten lässt.

Doch egal wie sehr sie sich anstrengen, wie viele Erfolge sie feiern – es ändert nichts an der Tatsache, dass das hungrige Kind sich als Niemand fühlt. Das Essen dient Narzissten oft dazu, die innere Leere zu füllen oder sich für ihre Anstrengungen zu belohnen.

(ESS-)SUCHT

Übergewicht wird in unserer Gesellschaft selten als Folge einer Suchterkrankung verstanden. Meine Arbeit mit vielen Tausenden übergewichtigen Menschen hat mir jedoch gezeigt, dass das Essverhalten dieser Menschen sich in den meisten Fällen nicht von den Mechanismen einer Sucht unterscheidet. Eine Esssucht aktiviert dieselben Gehirnsysteme wie jede andere Sucht. Aus diesem Grund möchte ich dir im nächsten Kapitel die Mechanismen einer Sucht so einfach und dennoch ausführlich wie möglich erklären. Das soll dir die Möglichkeit schenken, dein eigenes Essverhalten einmal ganz ehrlich zu reflektieren, um gegebenenfalls Anzeichen einer Sucht und die dahinter verborgene Überlebensstrategie zu erkennen.

Einführung in das Thema Sucht

> »Du weißt nicht mehr, dass du die Wahl hast, damit aufzuhören. Etwas scheint stärker zu sein als du. Das führt dann zu einem trügerischen Gefühl von Lust – und diese Lust wird unweigerlich zu Schmerz.«
>
> ECKHART TOLLE[3]

Sucht ist ein Phänomen, das einen Großteil der Menschheit direkt oder indirekt betrifft. Es gibt fast so viele Abhängigkeiten, wie es Menschen gibt. Zucker, Koffein, Fernsehen, Social Media, Sport, Politik, Glücksspiel, Medikamente, Drogen, Alkohol, Nikotin, Arbeiten, Sex usw. Grundsätzlich unterscheidet man zwischen stoffgebundenen Süchten wie Tabak, Alkohol, Heroin oder Zucker und nicht stoffgebundenen Süchten/Verhaltenssüchten wie Spiel-, Ess- oder Sexsucht.

Die meisten Substanzen oder Verhaltensweisen haben zunächst eine normale, gesellschaftlich akzeptable Funktion: Nahrung soll nähren; Glücksspiel dient dem Vergnügen und der Aufregung; Medikamente helfen, Schmerzen zu lindern oder Krankheiten zu überwinden. Jeder, der diese Substanzen oder Verhaltensweisen auf diese Weise verwendet, gilt als gesund und »normal«.

Eine Sucht erkennt man daran, dass der Süchtige von der normalen und gesellschaftlich akzeptierten Funktion abweicht und eine pathologische Beziehung zu einer Substanz oder Verhaltensweise herstellt. Das Wort pathologisch bedeutet so viel wie »anormal«; folglich ist Sucht eine anormale Beziehung zu einer Substanz oder einem Verhalten. Wenn jemand als krank beschrieben wird, ist damit gemeint, dass diese Person sich von dem entfernt hat, was als die Norm gilt. Es geht also nicht um die Aktivität oder die Substanz selbst, sondern um unser persönliches Verhältnis zu dieser.

Verschiedene Suchtexperten haben im Jahr 2001 Sucht wie folgt definiert: »Sucht ist eine chronische neurobiologische Krankheit (...), die durch Verhaltensweisen gekennzeichnet ist, die eines oder mehrere der folgenden Merkmale aufweisen: verminderte Kontrollfähigkeit, zwanghafter Konsum/Ausführung, anhaltender Konsum/Ausführung trotz negativer Folgen sowie starkes Verlangen.« [4]

Bei Sucht geht es nicht um die Menge oder Häufigkeit, in der konsumiert wird, sondern um die Tatsache, dass trotz des Wissens um den erheblichen Schaden, den die Sucht verursacht, weiter konsumiert wird. Sucht bezeichnet also jedes wiederholte Verhalten, das eine Person ungeachtet der negativen Auswirkungen auf das eigene Leben oder das Leben der Mitmenschen zwanghaft immer weiter ausüben muss. Die Kennzeichen jeder Sucht sind: Zwanghaftigkeit, Störung der Impulskontrolle, Verharren, Erregung, Rückfall und starkes Verlangen. [5]

Obwohl sich die Verhaltensformen und Auswirkungen von Abhängigkeiten unterscheiden, unterliegen alle Süchtigen dem gleichen psychobiologischen Prozess, der die gleichen neurologischen und psychischen Fehlfunktionen umfasst. Eine Sucht lässt sich nie nur »psychologisch« erklären, sondern hat auch immer eine biologische Dimension. Aus der Perspektive der Biochemie besteht der Zweck aller Süchte darin, einen veränderten physiologischen Zustand herzustellen.

Die Neurobiologie befasst sich mit dem Bindungs-, Belohnungs- und Anreiz-Motivationssystem des Gehirns, das durch Suchtverhalten aktiviert wird und sich auf das menschliche Denken, Fühlen und seine Impulskontrolle auswirkt. Darauf werde ich im weiteren Verlauf noch ausführlich eingehen.

Alle Abhängigkeiten haben außerdem Gefühlszustände wie Verlangen und Scham sowie Verhaltensweisen wie Täuschung, Manipulation und Rückfälligkeit gemeinsam. Oft gehen Süchte auch mit einer Toleranzentwicklung einher. Das heißt, der Süchtige muss immer mehr von der gleichen Substanz konsumieren oder immer mehr vom gleichen Verhalten an den Tag legen, um die gewünschte Wirkung zu erzielen. Doch obwohl viele Süchte mit einer Toleranzentwicklung einhergehen, muss eine Person keine Toleranz entwickeln, um süchtig zu sein.

Auch eine körperliche Abhängigkeit ist keine Voraussetzung für eine Sucht. Von einer körperlichen Abhängigkeit spricht man, wenn nach dem Einstellen der Einnahme einer Substanz der Körper Entzugserscheinungen erleidet. Jedoch macht nicht jede Substanz körperlich abhängig und nicht jeder körperlichen Abhängigkeit liegt eine Sucht zugrunde.

Ich trinke zum Beispiel jeden Tag zwei Tassen Kaffee, auf die ich nach einer kurzen Umgewöhnungsphase jedoch auch sehr gut verzichten könnte. Das heißt, ich bin nicht süchtig nach Kaffee, das kann ich reinen Herzens behaupten. Trotzdem zeigen sich bei mir körperliche Entzugserscheinungen in Form von Kopfschmerzen, wenn ich keinen Kaffee trinke. Das heißt, mein Körper hat sich an das Koffein gewöhnt und reagiert auf Entzug mit Kopfschmerzen. Trotzdem liegt meinem Kaffeekonsum keine Sucht zugrunde. Auf der anderen Seite habe ich viele Jahre stark geraucht. Als ich jedoch vor über zehn Jahren aufhörte zu rauchen, hatte ich keine körperlichen Entzugserscheinungen, obwohl ich hochgradig süchtig nach meinen Zigaretten war.

Also: Sucht muss nicht unbedingt mit einer körperlichen Abhängigkeit einhergehen, und auf der anderen Seite können körperliche Entzugserscheinungen auch ohne das Vorhandensein einer Sucht auftreten.

SUCHT ALS CHRONISCHE (WIEDERKEHRENDE) ERKRANKUNG

Abhängigkeitserkrankungen zeigen in der Regel einen chronisch rezidivierenden (wiederkehrenden) Verlauf. Folgerichtig klassifiziert die Weltgesundheitsbehörde (WHO) die Suchterkrankung als Krankheit. Im Klassifikationssystem der WHO, der ICD-10, werden Suchterkrankungen in der Gruppe F1 der psychischen Störungen aufgeführt. [6] Eine Sucht verändert die chemische Struktur des Gehirns, seine Anatomie und seine physiologische Funktionsweise. Aus diesem Grund entsteht bei einer Sucht, im Gegensatz zu körperlichen Krankheiten, ein Dilemma. Denn unser Gehirn bestimmt die Art und Weise, wie wir fühlen und handeln, und deshalb führen biologische Veränderungen gleichzeitig auch zu veränderten Verhaltensweisen.

Das Dilemma entsteht, weil das geschädigte Organ selbst die Verantwortung für die Entscheidung zu heilen übernehmen muss. Ein beeinträchtigtes Gehirn muss sich also dazu entscheiden, seine eigene Funktionsstörung zu überwinden. Im präfrontalen Kortex (PFC) werden sowohl alternative Entscheidungsmöglichkeiten als auch emotional gesteuerte Handlungsimpulse gegeneinander abgewogen. Es ist daher logisch, dass Menschen, bei denen diese Region geschädigt ist, oft unangemessen reagieren und sehr häufig impulsgesteuerte Entscheidungen treffen. Studien zufolge führt langjähriges Suchtverhalten zu lang anhaltenden Veränderungen im Gehirn, die die freiwillige Kontrolle untergraben bzw. den Teil des Gehirns, der für die Entscheidungsfindung zuständig ist, zerstören. [7]

Des Weiteren zeigen Studien, dass bei Menschen mit Übergewicht sehr häufig Störungen der Entscheidungsfindung vorliegen. Dies wird besonders in den Testergebnissen des sogenannten *Iowa Gambling Test* deutlich. Er ermittelt, inwieweit langfristige Nachteile gegenüber kurzfristigen Vorteilen in Entscheidungsfragen mit einkalkuliert werden. Bei dem Test schneiden Menschen mit Übergewicht bei Entscheidungen in Bezug auf das Essen schlechter ab als Drogensüchtige bei Entscheidungen in Bezug auf ihre Drogen. [8]

Eine durch Sucht entstandene Schädigung des präfrontalen Kortex (PFC) führt dazu, dass die Droge/das Suchtverhalten emotional überbewertet und andere Ziele wie die Gesundheit oder das Führen von gesunden zwischenmenschlichen Beziehungen unterbewertet wird. Das erklärt wiederum, warum die Droge/das Suchtverhalten der Lebensmittelpunkt eines jeden Abhängigen darstellt.

Die Veränderungen im Gehirn bestehen darüber hinaus auch noch nach jahrelanger Abstinenz. Kein Wunder, dass starkes Verlangen und Rückfälle auch nach vielen Jahren der Abstinenz vorkommen können. Deshalb bleibt, laut den Anonymen Alkoholikern, ein Alkoholiker auch ein Leben lang Alkoholiker. Ein Alkoholiker, der keinen Alkohol mehr trinkt, beschreibt sich aus diesem Grund als trockener Alkoholiker.

Allgemein sind Rückfälle typisch für chronische Krankheiten. Bei körperlichen Leiden ist uns das bewusst und niemand würde sich selbst oder einen Mitmenschen dafür verurteilen, wenn er beispielsweise bei einer Krebserkrankung einen Rückfall erleidet. Bei Süchten sieht es da leider ganz anders aus und die Gesellschaft zeigt gern schnell mit erhobenem Zeigefinger auf süchtige Menschen. Auch der Süchtige selbst wertet sich ab und reagiert mit Scham- und Schuldgefühlen auf einen Rückfall. Rückfälle geschehen jedoch eben nicht aus »freiem Willen«, sondern durch fortbestehende Veränderungen im Gehirn in Verbindung mit auslösenden Schlüsselreizen und sozialen Stressoren. Rückfälle sind also eine logische Konsequenz jeder Suchterkrankung.

Vielleicht hat das Lesen der letzten Zeilen den Eindruck vermittelt, dass ich der Meinung bin, dass suchtkranke Menschen keinen Einfluss auf ihr Verhalten oder ihre Heilung haben. Wenn du mich und meine Arbeit jedoch schon länger kennst, dann weißt du, dass dies nicht meine Ansicht widerspiegelt. Im Gegenteil! Und das wirst du im weiteren Verlauf des Buches auch immer besser erkennen.

SUCHT AUS DER PERSPEKTIVE DER GESELLSCHAFT

Was ist das erste Bild, das dir in den Kopf schießt, wenn du den Begriff Sucht oder Abhängigkeit hörst? Wenn es dir wie den meisten Menschen geht, denkst du gerade an einen verwahrlosten Heroinsüchtigen, der am Bahnhof um Geld bettelt. Vielleicht denkst du aber auch an jemanden in deiner Familie, der Alkoholiker oder starker Raucher ist.

Gesellschaftlich gesehen haben wir ein sehr vereinfachtes und eindimensionales Bild von Sucht. Trotz hervorragender wissenschaftlicher Literatur, die das Thema Sucht aus fast allen denkbaren Blickwinkeln untersucht hat, sind die wenigsten Menschen wirklich interessiert und aufgeschlossen, das Phänomen in seiner Komplexität zu begreifen. In unserer Gesellschaft hat sich ein klares, stark vereinfachtes Bild von Sucht manifestiert. Neben den klassischen Drogen, Alkohol und Nikotin gibt es jedoch viele weitere Süchte, die weniger schnell oder teilweise nie als Sucht identifiziert werden.

Während ein Drogensüchtiger schnell erkannt und genauso schnell verurteilt wird, wird der gesellschaftlich akzeptierte Workaholic für sein Verhalten sogar bewundert und gelobt. Wenn ein Mann mehr Zeit mit seinem Handy als mit seiner Frau verbringt, bezieht die Frau das Verhalten meistens auf sich (»Ich bin nicht interessant genug«), anstatt es als Handysucht zu identifizieren. Über die Freundin, die ständig pleite ist, weil sie für Klamotten zu viel Geld ausgibt, wird schnell gesagt »Tina kann einfach nicht mit Geld umgehen«, anstatt es als Kaufsucht zu deklarieren. Über den Kumpel, der die meiste Zeit des Tages auf Tinder verbringt und auf ein Date nach dem anderen geht, sagt man schnell, er sei ein »Player«, »Frauenheld« oder »Aufreißer«, anstatt ihn als sexsüchtig zu bezeichnen. Bei der durchtrainierten Fitnessinfluencerin spricht man schnell bewundernd von Disziplin und Willenskraft anstatt von einer Sportsucht oder einem Schönheitswahn.

Auf der anderen Seite sprechen wir bei Menschen, die trotz starken Übergewichts bei McDonald's einen Big Mac mit Pommes und zum Nachtisch ein McFlurry verputzen, schnell von Disziplinlosigkeit und Willensschwäche statt von einer Esssucht. Den wenigsten meiner Klient*innen ist bewusst, dass ihr Essverhalten alle Kriterien der Sucht erfüllt. Sie erleben sich selbst nur als willensschwach und erhoffen sich, mithilfe meines Programms ihre Disziplinlosigkeit zu bekämpfen.

Wie wir im weiteren Verlauf gut erkennen werden, ist Sucht jedoch keine einfache Willensschwäche, sondern ein sehr viel komplexeres Unterfangen. Demzufolge erfordert auch die Genesung von einer Sucht mehr als nur Disziplin und Willenskraft.

ESSSUCHT AUS DER PERSPEKTIVE DER GESELLSCHAFT

So wie unsere Gesellschaft Drogensüchtige ächtet, so verurteilt sie auch Menschen mit Übergewicht. Wieso? Weil es so einfach ist, mit dem Finger auf andere zu zeigen und sich hinter den nach außen getragenen Schwächen der anderen zu verstecken.

Alles auf dieser Welt besteht zu 99,99999 Prozent aus Energie. Dabei ist es wichtig, zu verstehen, dass gemäß dem Energieerhaltungssatz Energie niemals aufgelöst werden kann. Sie kann umgewandelt, aber niemals vernichtet werden. So lässt sich Eis zwar in Wasser und dieses in Dampf umwandeln, aber die Wassermoleküle an sich bleiben immer erhalten.

Wir können nicht ein einziges H_2O-Molekül restlos verschwinden lassen. Und ganz genauso verhält es sich auch mit unseren Gedanken und Gefühlen. Wenn wir negative Gedanken oder Gefühle verdrängen, nehmen diese einfach eine andere Form an. Verdrängen bewirkt nur, wie bereits erwähnt, dass etwas von unserem Bewusstsein in unser Unterbewusstsein wandert. Aus dem Unterbewusstsein heraus sucht es sich dann erneut einen Weg an die Bewusstseinsoberfläche, und dieser Weg führt oft über den Körper.

Auch Übergewicht ist ein solches körperliches Symptom. Es entsteht, weil unangenehme Gefühle durch Essen unterdrückt und verdrängt werden. Übergewicht ist sozusagen die manifestierte Form unterdrückter Gefühle. Anders als andere Symptome lässt sich das Symptom Übergewicht jedoch nicht vor der Außenwelt verstecken oder als etwas Konstruktives verkaufen. Jeder sieht das Symptom und erkennt sofort die dahinterliegende »Schwäche«. Menschen, bei denen verdrängte Gefühle und Gedanken eine weniger offensichtliche Form annehmen, zeigen dann gern mit Verachtung auf diejenigen, die ihre Symptome nach außen hin nicht verstecken können. Die Verachtung gilt jedoch eigentlich nicht dem übergewichtigen Menschen, sondern der dunklen Seite des eigenen Selbst. Denn tief im Inneren spüren sie, dass sie aus den gleichen Gründen selbst unter Symptomen leiden. Diese Symptome haben lediglich in unserer Gesellschaft einen anderen Stellenwert und lassen sich deshalb sich selbst und anderen gegenüber besser verkaufen.

Während Übergewicht die manifestierte Form unterdrückter Gefühle darstellt, manifestieren sich beim Workaholic verdrängte Gefühle zum Beispiel zunächst in Erfolg, Reichtum und Ruhm. Erst viel später zeigen sich die Symptome dann in Form eines Burn-outs, Herzinfarktes oder Schlaganfalls. Das Unfaire daran ist, dass die Manifestation des Workaholics (Erfolg) in jedem Fall bewundert wird, während die Manifestation des Esssüchtigen (Übergewicht) verachtet wird.

Der Workaholic wird nicht nur für seinen Ruhm und Erfolg gefeiert, sondern wie ein verletzter Kriegssoldat auch noch für einen Burn-out oder Herzinfarkt mit Anerkennung und Respekt überhäuft. Niemand scheint zu verstehen, dass sich der Workaholic aus den gleichen Gründen seiner Arbeit zuwendet, aus denen auch der Esssüchtige sich dem Essen zuwendet. Beide versuchen, die innere Leere zu füllen, die Trauer zu umgehen und ihre Ängste zu verdrängen. Innerlich unterscheiden sie sich nicht, sie nutzen lediglich eine andere Verdrängungsstrategie. Der eine isst, der andere arbeitet. Wieder andere spielen, shoppen, betreiben exzessiven Sport, verfolgen Zwangsrituale, hören auf zu essen, erbrechen, ritzen sich usw.

Ich wünsche mir, dass wir Menschen sehen könnten, wie wenig uns eigentlich voneinander unterscheidet. Wir alle haben dieselben Grundbedürfnisse und dieselben Ängste. Einzig und allein unsere Herangehensweisen unterscheiden sich. Und statt uns gegenseitig die Hand zu reichen und uns das zu geben, was wir eigentlich alle brauchen und wonach wir uns alle sehnen – Liebe und Geborgenheit –, zeigen wir lieber mit dem Finger aufeinander! Denn solange wir mit dem Finger auf andere zeigen, müssen wir uns nicht mit uns selbst auseinandersetzen und keine Verantwortung für unser eigenes Handeln übernehmen.

Auch das Zeigen auf andere kann eine Strategie sein, seinen Geist vom eigenen Selbst abzulenken und seine eigentlichen Gedanken und Gefühle zu verdrängen. In der Psychologie spricht man bei dieser Strategie von Projektion. Sigmund Freud erklärt den Begriff Projektion als einen Abwehrmechanismus, bei dem die eigenen unerwünschten Gefühle und Wünsche einem anderen Menschen zugeschrieben werden. Wir wehren also unsere eigenen ungeliebten Emotionen, Wünsche und Ängste ab, projizieren sie auf unser Gegenüber und bekämpfen sie dort. Aus diesem Grund ist einer meiner Lieblingssprüche immer noch: Was Paul über Peter sagt, sagt mehr über Paul als über Peter. Menschen lehnen adipöse Menschen aufgrund von Eigenschaften ab, die sie an sich selbst verabscheuen.

Wie wir später noch erfahren werden, ist Stress einer der Hauptfaktoren dafür, eine Sucht aufrechtzuerhalten oder einen Rückfall auszulösen. Gesellschaftliche Ausgrenzung, Demütigung und Schikane lösen in jedem Menschen Stress aus und führen dazu, dass der Esssüchtige konstant retraumatisiert wird. Wir sollten uns als Gesellschaft also darüber bewusst werden, dass wir mit unserer Stigmatisierung das Leid des adipösen Menschen zusätzlich verstärken.

DER UNTERSCHIED ZWISCHEN LEIDENSCHAFT UND SUCHT

Zugegebenermaßen ist es oft schwer, Süchte, die normalen menschlichen Sehnsüchten ähneln oder wie beim Essen sogar eine natürliche lebenswichtige Funktion erfüllen, als Sucht zu identifizieren. Denn der Grat zwischen Leidenschaft und Sucht ist oft ein sehr schmaler. Während die Sucht egozentrisch und von unserem Ego getrieben ist, entspringt die Leidenschaft unserem Herzen, ist großzügig und gönnerisch. Während die Sucht uns hinterlistig bestiehlt, schafft die Leidenschaft Mehrwert. Die Sucht ist ein Fass ohne Boden, je mehr wir investieren, desto mehr verlangt sie und raubt uns damit jegliche Energie, etwas Neues zu erschaffen oder etwas zu transformieren. Leidenschaft hingegen ist schöpferisch und stellt uns Energie zur Verfügung, damit wir etwas transformieren können.

Ein weiterer deutlicher Hinweis auf Sucht ist, dass sie sich selbst immer an erste Stelle setzt. Sie stellt sich sowohl vor das eigene Selbst als auch vor andere Menschen. Während die Leidenschaft unser Selbst und unsere Beziehungen stärkt und festigt, zerstört die Sucht sowohl uns selbst als auch unsere Beziehungen. Man könnte fast sagen, Sucht tarnt sich als billige Kopie von Leidenschaft. Leider fallen viele unwissende Außenstehende, aber auch Betroffene selbst leicht auf dieses Plagiat herein. Um zwischen Sucht und Leidenschaft zu unterscheiden, sollten wir uns folgende Fragen stellen:

- Wer hat das Sagen, wir oder das Verhalten?
- Wirkt sich das Verhalten langfristig schädlich auf unsere Gesundheit aus?
- Wirkt sich das Verhalten schädlich auf unsere sozialen Beziehungen aus?
- Fühlen wir uns den Menschen in unserem Umfeld näher, nachdem wir dem Verhalten nachgegangen sind, oder fühlen wir uns isoliert?
- Sind wir trotz des Leidensdrucks, den wir uns selbst und anderen zufügen, nicht in der Lage, mit dem Verhalten aufzuhören?
- Nehmen wir uns kontinuierlich vor, das Verhalten aufzugeben, und brechen dabei genauso kontinuierlich unser eigenes Versprechen?

- Fühlen wir uns nach dem Konsum oder Verhalten authentisch und mit uns selbst im Einklang, oder fühlen wir uns leer und meilenweit von uns selbst entfernt?

Wenn wir diese Fragen zum Großteil bejahen, sind wir süchtig! Sich das zuzugestehen, ist jedoch wahnsinnig schwer – besonders, weil Sucht immer einen Zustand der Verleugnung mit sich bringt, und in diesem Zustand ist der Betroffene gar nicht in der Lage, sich überhaupt diese Fragen zu stellen.

Die Tatsache, dass du dieses Buch in den Händen hältst, lässt darauf schließen, dass du einen der schwierigsten und wichtigsten Schritte im Prozess einer nachhaltigen Veränderung bereits gegangen bist. Du hättest es nicht ausgewählt, wenn du nicht bereit wärst, mutig dein eigenes Verhalten ehrlich zu reflektieren. Dafür solltest du dir an dieser Stelle schon mal eine liebevolle Umarmung, Anerkennung und Dankbarkeit schenken.

DIE JAGD NACH SOFORTIGER BEFRIEDIGUNG

Sucht ist, wie gesagt, das Verhalten, das ein Mensch immer wieder an den Tag legt, obwohl er weiß, dass es ihm selbst oder anderen schadet. Bei einer Sucht geht es mehr darum, ein starkes Verlangen zu befriedigen, als darum, ein bestimmtes Ziel zu erreichen. Einem Spielsüchtigen geht es nicht um den Gewinn; wenn der Gewinn entscheidend wäre, würde der Spieler aufhören, sobald er gewonnen hat. Der Spieler jagt die Action und Aufregung, die mit dem Spiel einhergehen. Diese Jagd ermöglicht seinem Gehirn, sich für kurze Zeit vom Schmerz der Vergangenheit und der Angst vor der Zukunft zu befreien – den beiden Gefühlen, die die Gegenwart für ihn normalerweise unerträglich machen. Schlussendlich jagt der Spielsüchtige sogar das Verlieren. Denn das Verlieren gibt ihm/ihr Grund, erneut zu spielen.

Auch Esssüchtige essen nicht, weil ihnen das Essen besser schmeckt als anderen Menschen, sondern weil es ihnen hilft, unangenehme Gefühle zu verdrängen. Sie berichten oft davon, dass ihre Gedanken ständig ums Essen kreisen und es kaum Raum für etwas anderes in ihrem Leben gibt. Zu den größten Wünschen der meisten meiner Coachingteilnehmer*innen gehört es, dieses Gedankenkreisen um das Thema Essen oder die eigene Figur zu stoppen. Dabei ist ihnen nicht bewusst, dass genau dieses Gedankenkreisen den eigentlichen »Mehrwert« ihrer Sucht repräsentiert. Denn die ständige Beschäftigung mit dem Thema Essen oder der eigenen Figur ermöglicht ihnen erst die Flucht vor den darunterliegenden Gedanken und Gefühlen. Wer nur an Essen oder die eigene Figur denkt, kann nicht gleichzeitig an schmerzhafte Kindheitserfahrungen, Unzufriedenheit im jetzigen Leben oder mögliche Gefahren in der Zukunft denken.

Auf der bewussten Ebene belastet das Gedankenkreisen den Esssüchtigen sehr, auf der unbewussten Ebene erfüllt es jedoch genau die Funktion, die einst überhaupt zur Abhängigkeit geführt hat. Dieses Gedankenkreisen ist ein genauso wichtiger Teil des Suchtprozesses wie das Essen selbst. Der Akt des Essens repräsentiert dann lediglich den Höhepunkt, weil er für einen kurzen Moment für Erleichterung auf allen Ebenen sorgt. Denn während des Essens spüren Esssüchtige für einen kurzen Augenblick nicht mehr die Leere, die Langeweile, die Sinnlosigkeit, die Sehnsucht, das Getriebensein oder den Schmerz. Für einen kurzen Moment fühlen sie sich frei von allen negativen Gedanken und Gefühlen – und auch vom ständigen Gedankenkreisen um das Thema.

Dieser kurze Moment des Kauens ist der einzige, in dem ein Esssüchtiger nicht an Essen denkt. Und weil das Gedankenkreisen kurzzeitig stoppt, fühlen sie sich in diesem Augenblick, als wären sie nicht süchtig. Man könnte deshalb fast sagen, die eigentliche Sucht ist die nach der vorübergehenden kurzen Erfahrung, nicht süchtig zu sein. So wie der Spielsüchtige das Verlieren jagt, jagt auch der Esssüchtige unbewusst das Gefühl von Versagen und Scham, weil es ihm erneut einen Grund gibt, zum Essen zu greifen.

GIBT ES SO ETWAS WIE SÜCHTIG MACHENDE SUBSTANZEN?

In unserer Gesellschaft ist die falsche Annahme fest verwurzelt, dass allein der Konsum einer Substanz süchtig machen kann. Diese Annahme impliziert, dass die Ursache einer Sucht in der Macht der Droge selbst liegt. Das ist eine sehr eindimensionale Sicht, die so nicht der Wahrheit entspricht. Zwar ist es richtig, dass bestimmte Substanzen wie Betäubungs- und Aufputschmittel, Alkohol, Nikotin, Zucker und Marihuana süchtig machen können, aber das bedeutet noch lange nicht, dass eine Sucht allein durch den Konsum der Droge verursacht wird. Wie erklären wir uns sonst die Entstehung von Spiel-, Sex- oder Esssucht? Dann wäre jeder, der gern mal ein Spiel spielt, Sex hat oder Nahrung zu sich nimmt, süchtig. Diese eindimensionale Sicht berücksichtigt weder neurobiologische noch psychologische Faktoren.

Heroin gilt zum Beispiel als eine Droge mit immensem Suchtpotenzial und das ist sie auch, aber nur für eine gewisse Minderheit von Menschen, wie wir im weiteren Verlauf sehen werden. Vielleicht hast du schon mal davon gehört, dass eine außergewöhnlich große Anzahl von Soldaten während des Vietnamkriegs regelmäßig Heroin konsumierte. Das Interessante dabei ist, dass 95 Prozent der Soldaten nach Kriegsende und Rückkehr in die Heimat den Konsum einstellten.[9] Diese Tatsache legt nahe, dass die Sucht nicht durch das Heroin selbst, sondern durch die Bedürfnisse der Soldaten während des Krieges entstanden ist. Andernfalls wären die Soldaten nach ihrer Rückkehr in die Heimat süchtig geblieben.

Ein ähnliches Ergebnis zeigt auch eine Gegenüberstellung zweier unterschiedlicher Experimente an Ratten. Lange Zeit ging die Forschung davon aus, dass Ratten durch den bloßen Zugang zu Drogen zwangsläufig eine Abhängigkeit entwickeln. Das Problem mit dieser Annahme ist jedoch, dass die Erfahrung mit Tieren in Käfighaltung nicht das Leben in Freiheit und einen freien Willen widerspiegelt. Der kanadische Psychologe Bruce K. Alexander errichtete daraufhin an der Simon Fraser University in British Columbia, Kanada, einen Park für Ratten, der die normalen Lebensumstände der Tiere bestmöglich simulieren sollte. Das Interessante ist nun, dass unter diesen halbwegs normalen Lebensbedingungen keine der Ratten eine Sucht entwickelte. Obwohl die Tiere permanent freien Zugang zu Drogen erhielten, fassten sie sie nicht an. Selbst die Ratten, die zuvor wochenlang zum Drogenkonsum gezwungen worden waren, sprich bereits abhängig waren, rührten in dieser freien Umgebung die Drogen nicht an. Die Forscher schlossen daraus, dass Isolation und Gefangenschaft bei den Ratten Ohnmachts- und Stressgefühle auslösten, die die Entstehung einer Sucht förderten. [10,11]

Wie man am Beispiel mit den Soldaten gut erkennen kann, gilt für uns Menschen das Gleiche. Zusammenfassend kann man also sagen, dass eine Substanz oder Verhaltensweise an sich nicht süchtig macht. Wie wir im weiteren Verlauf noch sehen werden, muss eine Substanz/Verhaltensweise mit Suchtpotenzial auf eine bestehende Disposition und starke äußere Stressoren treffen, damit eine anhaltende Abhängigkeit entsteht.

WIE SUCHTPOTENZIAL ENTSTEHT

Befassen wir uns zunächst damit, welche Voraussetzungen gegeben sein müssen, damit eine Substanz oder Verhaltensweise überhaupt Suchtpotenzial aufweist. Wir haben zwar gerade gelernt, dass eine Substanz oder Verhaltensweise allein nicht süchtig macht, trotzdem stellt sich die Frage, warum so viele Menschen süchtig nach Zucker, Fett, Alkohol oder Drogen sind und die wenigsten nach Brokkoli, Mineralwasser und Fisch.

DOPAMIN

Wenn man die Funktionsweise einer Sucht verstehen möchte, muss man sich mit dem chemischen Botenstoff Dopamin beschäftigen. Denn er spielt bei allen Formen der Sucht eine zentrale Rolle. Die meisten Substanzen, darunter auch Zucker, wirken, weil sie die Dopaminmenge, die den Zellen in wichtigen Hirnzentren zur Verfügung steht, stark erhöhen. Dr. Richard Rawson, stellvertretender Direktor des Integrated Substance Abuse Program an der US-amerikanischen Universität UCLA, erklärt, dass sich bei der Nahrungsaufnahme der Dopaminspiegel im Gehirn bis zu 50 Prozent erhöhen kann. Dieser plötzliche Anstieg des Dopaminspiegels sorgt nicht nur für Glücksgefühle, sondern erhöht auch unsere Motivation und Energie.

Zwar ist Dopamin weitestgehend als Glückshormon bekannt, es ist jedoch auch das Hormon des Verlangens. Dopamin wird immer dann ausgeschüttet, sobald sich irgendetwas außerhalb unserer Reichweite befindet, und treibt uns an, das »Objekt der Begierde« zu erobern. Dopamin wird also nicht nur freigesetzt, wenn wir Glück empfinden, sondern auch, wenn wir Glück erwarten. Die Aussicht auf Belohnung wirkt als positiver Verstärker und initiiert und motiviert unsere Handlungen.

Sobald wir einmal eine positive Erfahrung mit einer Substanz oder Verhaltensweise gemacht haben, erwarten wir dieselbe positive Wirkung in der Zukunft. Du isst zum Beispiel einmal einen Schokoriegel, dabei steigt dein Dopaminspiegel an und schon lernt dein Gehirn: Schokoriegel = Glücksgefühl. Das nächste Mal, wenn du nur einen Schokoriegel irgendwo im Regal liegen siehst, läuft dir schon das Wasser im Mund zusammen, weil dein Gehirn bereits die Dopaminausschüttung erwartet.

Immer wenn wir davon ausgehen können, dass eine Belohnung bevorsteht, lässt die reine Erwartung unsere Dopaminwerte steigen. Sobald der

Dopaminspiegel steigt, steigt auch unsere Motivation zu handeln. Es ist also die Erwartung einer Belohnung, die uns veranlasst zu handeln, nicht die Belohnung selbst. Unabhängig davon, ob wir eine Belohnung erhalten oder nur erwarten, wird in unserem Gehirn das gleiche Belohnungssystem aktiviert. So lässt sich auch erklären, warum bekannterweise Vorfreude die schönste Freude ist.

Außerdem lässt uns diese Tatsache auch folgendes Phänomen besser verstehen: Wir nehmen uns vor, uns gesünder zu ernähren, den ganzen Tag über funktioniert das auch einwandfrei, bis am Abend jemand mit einer Tüte Chips neben uns auf der Couch sitzt. Sofort stellt sich ein brennendes Verlangen ein, auch in die Chipstüte zu greifen. Je länger wir diesem Auslösereiz ausgesetzt sind, desto höher ist die Wahrscheinlichkeit, dass wir irgendwann nicht mehr widerstehen können und dem Verlangen nachgeben. Logisch, denn bereits der Anblick der Chipstüte lässt unser Dopaminlevel steigen und das wirkt sich verstärkend auf unseren Drang zu handeln aus.

Die Natur hat das Dopaminsystem jedoch nicht entworfen, um uns süchtig oder übergewichtig zu machen, sondern um unsere Motivation zu handeln zu erhöhen. Tatsächlich ist der Dopaminkreislauf des menschlichen Gehirns wichtig für unser Überleben. Denn das System ist entscheidend für die Initiierung von Aktivitäten wie Nahrungssuche, Nahrungsaufnahme und andere lebenserhaltende Maßnahmen, etwa die Suche nach Sexualpartnern und die Erkundung der Umwelt. Ohne die Erwartung einer Dopaminausschüttung hätten wir generell wenig Motivation, morgens aus dem Bett zu steigen. Es ist also eine natürliche, evolutionär bedingte Reaktion, dass uns beim Anblick von Essen der Impuls überkommt, essen zu wollen. Unabhängig davon, ob wir hungrig sind oder nicht.

Viele meiner Klient*innen denken, sie müssten in der Lage sein, solchen Reizen mit Willenskraft und Disziplin entgegenzuwirken. In den meisten Fällen gelingt ihnen dies jedoch nicht, was sich wiederum negativ auf ihr Selbstwertgefühl auswirkt. Ich sage immer, die stärkste Disziplin haben in der Regel die Menschen, die am wenigsten von ihr Gebrauch machen. Ein Mensch kann sich viel einfacher beherrschen, wenn er sich nicht ständig beherrschen muss. Disziplin und Willenskraft tragen natürlich zum Erfolg bei, jedoch stärkt man diese Eigenschaften nicht, indem man sie ständig herausfordert, sondern indem man ein »diszipliniertes« Umfeld erschafft. Das bedeutet, dass man sich möglichst wenig solchen Reizen aussetzt.

Mir persönlich fällt es zum Beispiel sehr schwer, kein Brot zu essen. Ich liebe Brot, jedoch tut meinem Körper der übermäßige Konsum nicht gut. Aus diesem Grund habe ich selten Brot zu Hause und auch beim Restaurantbesuch versuche ich mich und meinen Appetit vor der knusprigen Versuchung zu schützen. Früher liefen meine Restaurantbesuche immer gleich ab: Der Kellner stellte den Brotkorb auf den Tisch und ich führte das immer gleiche Selbstgespräch.

»Lass die Finger weg, es verdirbt dir nur den Appetit!«

»Ach komm, nur ein kleines Stückchen.«

»Okay, aber wirklich nur ein kleines.«

»Ach, es schmeckt aber so lecker und ich hab ja wirklich auch schon so großen Hunger und wer weiß, wie lange es noch dauert, bis das Essen kommt.«

»Okay, dann aber wirklich nur noch ein Stück, und dann ist Schluss!« usw.

Am Ende war der Brotkorb immer leer, mein Bauch voll und der Appetit auf meine Hauptspeise vergangen. Aus diesem Grund schütze ich mich vor meiner eigenen »Disziplinlosigkeit«, indem ich den Kellner einfach bitte, kein Brot zu servieren. Solange ich es nicht sehe und rieche, habe ich nämlich auch kein Verlangen nach Brot. Schließlich bin ich ja nicht ins Restaurant gegangen, weil ich so Lust auf einen Korb voller Brot hatte.

Auslösereize können im Übrigen auch weniger offensichtlich sein als der Brotkorb, die Tüte Chips oder der Geruch einer ofenfrischen Pizza. Auch Menschen, Gefühle, Orte und Rituale können triggern. Wenn du es dir zum Beispiel zur Gewohnheit gemacht hast, jeden Tag vor dem Fernseher Süßigkeiten zu essen, dann kann die Überlegung, welchen Film du am Abend anschauen möchtest, schon ausreichen, um deine Lust auf Süßigkeiten auszulösen. Wenn du nach deinem Toilettengang im Büro regelmäßig einen Stopp in der Büroküche einbaust, um aus der Keksdose zu naschen, reicht schon der Druck auf der Blase aus, um das Verlangen nach Keksen zu steigern. Liegt die Stammkneipe eines Alkoholikers auf seinem Heimweg, wird ihm geraten, einen neuen Weg zu suchen, damit er nicht Gefahr läuft, allein durch das Vorbeigehen einen Rückfall zu erleiden. Bist du es gewohnt, bei Stress, Trauer oder Langeweile zu essen, kann schon das Aufsteigen eines dieser Gefühle dein Verlangen nach Essen triggern. Süchtige stehen vor der herausfordernden Aufgabe, nicht nur ihre Sucht aufzugeben, sondern auch die Aktivitäten, Rituale, Gefühle und Orte rund um die Abhängigkeit herum.

Suchtpotenzial entsteht also dadurch, dass gewisse Substanzen oder Verhaltensweisen unseren Dopaminspiegel erhöhen. Das wirkt sich nicht nur positiv auf unsere Stimmung aus, sondern auch auf unsere Motivation. Das Problem ist, dass sich das Gehirn mit der Zeit an ein erhöhtes Dopaminlevel gewöhnt und die Anzahl der Andockstellen für den Botenstoff verringert. Der Mensch braucht also mit der Zeit immer mehr von derselben Substanz oder Verhaltensweise, um das gleiche angenehme Gefühl auszulösen. Das erklärt auch die bereits beschriebene Toleranzentwicklung. Es ist ein Teufelskreis: Erhöhter Konsum führt zu erhöhtem Verlust von Dopaminrezeptoren. Je weniger Rezeptoren, desto mehr muss der Süchtige konsumieren, um den Mangel auszugleichen. [12]

Interessant in Bezug auf Dopamin ist auch eine Studie über das Suchtverhalten von Affen. In dieser Studie fand man heraus, dass Affen, die bereits vor Eintritt in die Studie eine geringere Anzahl an Dopaminrezeptoren aufwiesen, diejenigen waren, die während der Studie die größten Mengen Kokain konsumierten und die stärksten Abhängigkeiten entwickelten. [13] Diese Tatsache könnte begründen, warum einige Menschen anfälliger für Verhaltensweisen oder Substanzen mit Suchtpotenzial sind als andere. Das Thema Veranlagung und Disposition werden wir später noch näher erkunden.

Eine Voraussetzung, damit eine Substanz oder Verhaltensweise Suchtpotenzial aufweist, ist also, dass es zu einer vermehrten Dopaminausschüttung kommt. Dabei gibt es gewisse Substanzen und Verhaltensweisen, die für größere Dopaminausschüttungen sorgen als andere. Wir erinnern uns, dass zum Beispiel Zucker und Fett den Dopaminspiegel im Gehirn bis zu 50 Prozent erhöhen können. Sexuelle Erregung, Nikotin und Alkohol erreichen Erhöhungen von bis zu 100 Prozent. Kokain verdreifacht den Dopaminspiegel sogar. Die absoluten Spitzenreiter sind Crystal Meth und Speed, ihre dopaminverstärkende Wirkung liegt bei 1200 Prozent.

Auf der anderen Seite haben Brokkoli, Wasser und Co. keinen gravierenden Einfluss auf unseren Dopaminspiegel, was wiederum erklärt, warum diese Substanzen mit wenig Suchtgefahr einhergehen.

ENDORPHINE

Neben Dopamin spielt bei der Entstehung einer Sucht das Opioidsystem eine wichtige Rolle. Ein Blick auf dieses System wird uns helfen, noch besser zu verstehen, was Suchtpotenzial bedeutet.

Die entscheidenden Moleküle des Opioidsystems sind die »hauseigenen Betäubungsmittel« des Gehirns – die Endorphine. Endorphine ist die Kurzform für *Endogene Morphine*, also vom Körper selbst produzierte Morphine. Sie wirken sich sowohl physisch als auch psychisch schmerzlindernd aus.

Zwar haben sie nicht die Macht, Schmerzen »wegzuzaubern«, jedoch beeinflussen sie unser Schmerzbewusstsein und verändern, wie wir unangenehme Reize wahrnehmen. Denn das, was wir Schmerz nennen, ist immer das subjektive Erleben eines Reizes und unsere emotionale Reaktion darauf.

Neben ihrer schmerzlindernden Funktion haben Endorphine noch weitere lebenswichtige Funktionen. Zum Beispiel sind sie die entscheidenden Regulatoren des autonomen Nervensystems. Somit nehmen sie Einfluss auf unsere Stimmung, körperliche Funktionen wie Blutdruck, Herzfrequenz, Atmung, Verdauung und Körpertemperatur. Sie helfen sogar, unser Immunsystem zu stärken.

Eine der wichtigsten Aufgaben der Endorphine ist jedoch, dass sie die emotionale Bindung zwischen Mutter und Kind ermöglichen. Durch die liebevolle Interaktion erleben Mütter während des Stillens große Endorphinschübe. Diese Schübe sind die von der Natur organisierte Belohnung, die die vielen undankbaren Aufgaben der Elternschaft leichter von der Hand gehen lassen. Nicht ohne Grund werden Endorphine auch Emotionsmoleküle genannt.

Auch das Hormon Oxytocin interagiert mit Opioiden. Zwar ist es kein Endorphin, aber es erhöht die Empfindlichkeit der Opioidsysteme des Gehirns gegenüber Endorphinen. Oxytocin ist auch als Kuschel- oder Bindungs- oder als Mutter-Kind-Hormon bekannt. Es löst die Wehen bei der Geburt aus und sorgt für den Milcheinschuss. Indem es den Säugling mit der Mutter und die Mutter mit dem Säugling verbindet, sichert es das Überleben des Säuglings.

Bindung ist, wie wir bereits erfahren haben, eines unserer psychologischen Grundbedürfnisse und treibt uns ein Leben lang dazu an, Beziehungen und Gesellschaft zu suchen. Es hält Familien zusammen und macht Gemeinschaften überhaupt erst möglich. Die aufmerksame Zuwendung der Eltern oder anderer nahestehender Bezugspersonen sorgt beim Säugling für die Ausschüttung von Endorphinen, was zu seiner Beruhigung beiträgt. Dies geschieht jedoch nur, wenn die Zuwendung authentisch ist. Eine körperlich anwesende Bezugsperson, die jedoch emotional nicht verfügbar ist, versetzt den Säugling in Stress.

Diesen Zustand körperlicher Anwesenheit bei psychischer Abwesenheit, den wir auch als Erwachsene noch als durchaus schmerzhaft empfinden, beschreibt der Psychologe Allan Schore als *proximal separation* (anwesende Abwesenheit). Ein Kind ist sowohl physisch als auch psychisch von seinen Bezugspersonen abhängig. Wenn es die emotionale Abwesenheit der Mutter oder des Vaters spürt, wird es mit allen Mitteln versuchen, sich wieder mit dem Elternteil zu verbinden. Schafft es das Kind, die ungeteilte Aufmerksamkeit der Eltern zurückzugewinnen, wird sein Gehirn mit Endorphinen überschwemmt, was zur sofortigen Linderung seines Unbehagens führt. Reagiert der Elternteil jedoch nicht angemessen, werden keine Endorphine ausgeschüttet und das Kind muss andere Bewältigungsstrategien entwickeln, um sein Unbehagen zu regulieren. Als Mittel zur Selbstberuhigung wählen Kinder oft das Daumenlutschen oder das Vor- und Zurückwippen.

Menschen, die in ihrer Kindheit nicht ausreichend Aufmerksamkeit und Fürsorge erlebt haben, sind, wie wir bereits gelernt haben, einem höheren Risiko ausgesetzt, im späteren Leben destruktive Bewältigungsstrategien wie Süchte zu entwickeln. [14,15] Denn je schlechter unser chemischer Glücksapparat ausgebildet ist, desto höher ist die Wahrscheinlichkeit, dass wir Freude, Beruhigung und Verbundenheitsgefühle in Substanzen und Verhaltensweise wie Essen, Drogen oder Alkohol suchen, die den Endorphinspiegel erhöhen.

Studien belegen, dass zum Beispiel Zucker und Fett den Endorphinspiegel kurzzeitig erhöhen. Den Beweis dafür liefert eine Studie, die die Wirkung von Naloxon auf das Appetitempfinden ihrer Probanden testete. Naloxon ist ein Notfallmedikament, das bei einer Überdosis von Opiaten eingesetzt wird. Es ist vereinfacht gesagt das Gegenmittel zu Morphin, denn es besetzt die Bindestellen, an die sich sonst Morphin oder andere Opioide anlagern würden. Nach der Einnahme von Naloxon empfanden die Teilnehmer*innen der Studie ihre Lieblingssüßigkeiten als weniger reizvoll und schmackhaft als zuvor. Die wohltuende Wirkung von Fett und Zucker konnte durch das Medikament Naloxon folglich blockiert werden. [16, 17, 18] Daraus lässt sich schließen, dass der Reiz von Zucker und Fett unter anderem mit einem erhöhten Endorphinlevel einhergeht.

Achtung! Falls gerade Hoffnung in dir aufsteigt, dass ein Medikament dich von deiner Esssucht befreit, muss ich dich leider enttäuschen. Man hat bereits versucht, Naloxon als Appetitzügler einzusetzen, mit dem Ergebnis, dass die Probanden, anders als erwartet, kein Gewicht verloren. Dies liegt wahrscheinlich daran, dass, wie wir bereits erfahren haben, Endorphine nicht die einzigen Neurotransmitter sind, die Suchtverhalten auslösen. Ich finde die Studie dennoch faszinierend, weil sie widerspiegelt, dass Menschen, die unter Essanfällen leiden, mit der Aufnahme von hochkalorischen Nahrungsmitteln eigentlich einen Opioideffekt erzielen wollen. Sprich, sie wollen sich sicher, geborgen und wohl fühlen und sich von körperlichen und seelischen Schmerzen befreien. So vergleichen auch die meisten Opiatabhängigen die Wirkung von Heroin mit der einer warmen Umarmung. Das Suchtpotenzial einer Substanz oder Verhaltensweise geht also mit der Fähigkeit einher, die Ausschüttung von Endorphinen zu erhöhen.

WIE DIE VERANLAGUNG ZU EINER SUCHT ENTSTEHT

Jeder Mensch genießt das Gefühl, das ein erhöhter Dopamin- oder Endorphinspiegel verursacht, jedoch entwickelt nicht jeder Mensch eine Sucht danach. Woran liegt das? In diesem Abschnitt beschäftigen wir uns mit den Faktoren, die Menschen anfällig dafür machen, eine Abhängigkeit zu entwickeln. Zusätzlich schauen wir uns an, ob diese Faktoren hauptsächlich genetisch bedingt sind oder durch äußere Umstände geprägt werden.

VERANLAGUNG AUFGRUND DER GENE

In unserer Kultur werden Körper und Geist meist immer noch getrennt voneinander betrachtet. In diesem Zusammenhang werden Charaktereigenschaften, Suchtveranlagung, Übergewicht und Krankheiten aller Arten gern den Genen in die Schuhe geschoben. Auch die Medien tragen mit falschen Berichten dazu bei, dass diese Ansichten sich in unserer Gesellschaft verfestigen. Sogar das renommierte *Times Magazin* berichtete in den 1990er-Jahren fälschlicherweise, dass Forscher aus Texas ein sogenanntes Alkoholismus-Gen entdeckt hätten. Fakt ist, dass es keinen Eins-zu-eins-Zusammenhang zwischen einem Gen und einer bestimmten Verhaltensweise gibt. Alkoholismus ist weder direkt vererbbar noch besteht eine Prädisposition durch die pure Anwesenheit eines Gens. Und so wie kein Gen für Alkoholismus verantwortlich ist, gibt es auch kein »Adipositas-Gen«. [19, 20]

Neue wissenschaftliche Erkenntnisse belegen, dass unsere Gene auf Einflüsse aus der Umwelt reagieren. Dieser Prozess beginnt bereits im Mutterleib und setzt sich ein Leben lang fort. [21] Der rasant wachsende Wissenschaftsbereich, der erforscht, inwiefern Umwelteinflüsse unsere Gene beeinflussen, nennt sich Epigenetik. Wie der Name schon vermuten lässt, schließt dieser Bereich die Gene nicht aus, sondern zeigt auf, dass die Ausprägung genetischer Potenziale zum größten Teil von der Umwelt abhängig ist. Die Umweltfaktoren, denen ein Mensch im frühen Kindesalter und sogar schon in der Gebärmutter ausgesetzt ist, spielen bei der Entstehung von zum Beispiel Alkoholismus und Adipositas eine viel entscheidendere Rolle als die Gene selbst.

Verschiedene Studien sowohl an Tieren als auch an Menschen haben gezeigt, dass mütterlicher Stress bereits während der Schwangerschaft die Cortisolwerte des Fötus steigert. Diese erhöhten Werte wirken sich wiederum schädlich auf die Gehirnentwicklung aus. Eine hohe Stressbelastung der Mutter kann also insbesondere in diesen frühen Phasen wichtige Hirnstrukturen des Kindes schädigen. Die Schädigungen beeinflussen im späteren Leben sowohl die Lernfähigkeit als auch auf die Gefühls- und Verhaltensregulation negativ, was wiederum die Anfälligkeit des Erwachsenen für Süchte erhöht. [22]

Auch nach der Geburt bestimmen die Bedingungen, in die ein Säugling hineingeboren wird, darüber, wie das genetische Potenzial sich entfalten kann. Denn die Gene legen zwar die anatomische Struktur des Nervensystems fest, haben aber keinen Einfluss darauf, wie die vielen chemischen Verbindungen und Schaltkreise sich miteinander verknüpfen und damit unsere Funktionsfähigkeiten definieren. Die Verknüpfungen dieser Verbindungen und Schaltkreise unterliegen externen Einflüssen. Der Prozess, durch den das menschliche Gehirn nach der Geburt verdrahtet wird, wird »neuronaler Darwinismus« genannt.

Charles Darwin ging davon aus, dass sich Lebewesen an ihre Umwelt anpassen. Das tun sie generationenübergreifend anhand der natürlichen Auslese, der sogenannten Selektion. Der Begriff neuronaler Darwinismus bezieht sich nun auf das Individuum und rührt daher, dass das menschliche Gehirn in frühen Lebensphasen über viel mehr Neuronen und Verbindungen verfügt als benötigt werden. Aufgrund der neuronalen Überproduktion sind Kinderhirne offen für alles. Zu diesem Zeitpunkt sind noch alle Potenziale vorhanden. Welche Verbindungen überleben und welche verkümmern, hängt davon ab, welche von der Umwelt stimuliert werden, also welche zum Einsatz kommen und welche nicht. [23]

Vielleicht hilft dir folgendes Beispiel, diesen Prozess besser zu verstehen: Stell dir ein Baby vor, das zwar gepflegt und gefüttert wird, jedoch in einem dunklen Raum ohne Tageslicht aufwächst. Obwohl der Sehsinn des Babys bei der Geburt 100 Prozent intakt gewesen ist, würde das Ausbleiben der Stimulation durch Lichtwellen dazu führen, dass der Sehsinn sich zurückbildet, und eine irreversible Blindheit wäre die Folge.

Das gleiche Prinzip gilt auch für alle wichtigen Hirnsysteme, die mit Sucht zu tun haben, beispielsweise die Dopamin- und Opioid-Schaltkreise und die Regulationszentren im präfrontalen Kortex. Diese Schaltkreise werden maßgeblich von unserem emotionalen Umfeld geprägt und geformt und sind dafür zuständig, unsere Gefühle zu verarbeiten und unser

Verhalten zu steuern. Eine optimale Entwicklung setzt eine gute Ernährung, körperliche Sicherheit und emotionale Fürsorge (Bindung) voraus. Das Grundbedürfnis nach Nahrung wird in unserer westlichen Welt im Regelfall befriedigt. Anders sieht es mit dem Bedürfnis nach Bindung oder emotionaler Fürsorge aus. Leider! Denn die Befriedigung dieses Bedürfnisses ist die Grundvoraussetzung für eine intakte neurobiologische Gehirnentwicklung. Menschliche Verbindungen führen zu wichtigen neuronalen Verknüpfungen und Verschaltungen. Sowohl das Überleben eines Kindes als auch seine optimale Hirnentwicklung sind abhängig von einer stabilen Bindungsbeziehung zu einem zuverlässigen, beschützenden und psychisch anwesenden Erwachsenen.

Stell dir wieder ein kleines Baby vor, das zwar gepflegt und gefüttert wird und diesmal auch mit Tageslicht aufwächst, jedoch ohne jemals von seinen nahen Bezugspersonen lieb angelächelt, angesprochen oder berührt zu werden. Was glaubst du, wie dieses Kind sich entwickeln würde? Säuglinge, die nie in den Arm genommen werden und überhaupt keine emotionale Fürsorge erhalten, sterben! Da sie Stress noch nicht selbstständig ohne die Hilfe ihrer Bezugspersonen bewältigen können, stressen sie sich wortwörtlich zu Tode.

Selbst genetisch identische Blumensamen entwickeln sich unterschiedlich, je nachdem, in welchem Umfeld sie zu einer Pflanze wachsen. Eine Pflanze, die mit viel Sonnenlicht, genügend Wasser und auf einem nährstoffreichen Boden heranwächst, wird groß und robust. Eine Pflanze, die auf einem nährstoffarmen Boden mit wenig Zugang zu Licht und Wasser heranwächst, bleibt klein und kümmerlich. Sie ist zwar nicht unbedingt krank, aber ihr fehlen die Voraussetzungen, ihr volles Potenzial zu entfalten. Zusätzlich ist sie ein Leben lang anfälliger für Schädlinge und Krankheiten.

Die gleichen Prinzipien gelten auch für das menschliche Gehirn. Auch wir Menschen brauchen mehr als gesunde Gene, um uns zu gesunden Erwachsenen zu entwickeln und unser Potenzial zu entfalten. Wir brauchen auch mehr als die reine körperliche Anwesenheit und Aufmerksamkeit unserer Eltern, damit sich unsere emotionalen Zentren im Gehirn gesund entwickeln. Es ist wissenschaftlich erwiesen, dass die Mehrheit der Erwachsenen, die unter Suchtverhalten leiden, dramatische Erfahrungen in der Kindheit durchlebt hat. [24] Die Veranlagung für Sucht wird also nicht, wie oft fälschlicherweise behauptet, von den Genen beeinflusst, sondern vielmehr von dem Umfeld, in das ein Mensch hineingeboren wird.

Stellt sich die Frage, warum der Mythos sich trotz gegenteiliger wissenschaftlicher Erkenntnisse weiterhin so stark in unserer Gesellschaft hält. Ich persönlich vermute, dass es zum einen daran liegt, dass wir Menschen einfache und schnell verständliche Erklärungen gegenüber komplexen und komplizierten Erläuterungen bevorzugen. Zum anderen fühlen wir uns selten gern verantwortlich. Gerade wenn eine Veränderung mit viel Arbeit und Anstrengung verbunden wäre, neigen wir dazu, Ausflüchte zu suchen, die uns diese Arbeit ersparen. Denn solange wir glauben, unser Schicksal läge in den Genen festgeschrieben, brauchen wir es nicht selbst in die Hand zu nehmen.

VERANLAGUNG AUFGRUND VON BESCHÄDIGTEN NEUROTRANSMITTERSYSTEMEN

Die drei relevanten Gehirnsysteme, die an einer Sucht beteiligt sind, haben wir bereits kennengelernt. Du erinnerst dich, dass wir in diesem Zusammenhang von Endorphinen als Bindungsbelohnungssystem, von Dopamin als Motivationssystem und dem präfrontalen Kortex als Selbstregulationssystem gesprochen haben. Diese Systeme, die für Liebe, Bindung, Schmerzregulierung, Motivation und Wohlempfinden verantwortlich sind, werden maßgeblich von der Qualität der Bindungsbeziehung beeinflusst, die wir als Kind erfahren haben, und sind bei allen suchterkrankten Menschen in unterschiedlichem Ausmaß aus dem Gleichgewicht geraten.

Kinder, die wenig Körperkontakt erfahren, die also wenig gestreichelt oder gekuschelt werden, entwickeln weniger Dopamin-Rezeptoren als Kinder, die ausreichend körperliche Nähe erfahren dürfen. Studien belegen sogar, dass bei übergewichtigen Personen weniger Dopamin-Rezeptoren vorhanden sind. [25] Das lässt darauf schließen, dass viele Menschen, die nicht ausreichend Liebe und Fürsorge in ihrer Kindheit erfahren haben und deshalb von Haus aus mit weniger Dopamin-Rezeptoren ausgestattet sind, das Essen nutzen, um ihren Dopaminspiegel zu erhöhen.

Darüber hinaus entwickeln traumatisierte Kinder weniger Rezeptoren für Benzodiazepine, eine körpereigene beruhigende chemische Substanz im Gehirn. Auch die Konzentration von Serotonin und Noradrenalin wird durch die elterliche Fürsorge bestimmt. Serotonin ist für die Regulierung von Stimmungen und Kontrollimpulsen zuständig, während Noradrenalin für gute Konzentration und Motivation verantwortlich ist.

Emotionale Vernachlässigung von Kindern bewirkt außerdem einen Rückgang der Produktion von Oxytocin, unserem Liebes- oder Bindungsbotenstoff. Oxytocin sorgt dafür, dass wir auch im späteren Leben Verbundenheit in Form von Beziehungen suchen, eingehen und pflegen. Ein Mangel an Oxytocin kann dazu führen, dass ein Mensch nicht in der Lage ist, intime Beziehungen einzugehen. [26]

Zwischenmenschliche Beziehungen, gesellschaftliches Engagement und kulturelle Werte werden von Menschen, die in ihrer Kindheit wenig Liebe und Fürsorge erfahren haben, weniger hoch bewertet als andere Mittel zur Stimulierung des Belohnungssystems wie Essen, Trinken, Sex, aber auch Aggression und Machtgehabe. Diese »Mittel« versprechen auf der unbewussten Ebene eine verlässlichere Wirkung und weniger Verletzungsrisiko als das Eingehen von intimen Beziehungen. Anstatt Beziehungen zu ihren Mitmenschen aufzubauen, bauen Betroffene emotionale Beziehungen zu Substanzen oder Verhaltensweisen auf. Die daraus entstandene Abhängigkeit und die damit verbundenen Rituale isolieren sie im weiteren Verlauf immer mehr von ihrem Umfeld.

Die Voraussetzung für die normale Entwicklung der Neurotransmittersysteme des Gehirns ist also eine sichere und intime Bindungserfahrung im Säuglingsalter. Sind diese Systeme bereits in der Kindheit aus dem Gleichgewicht geraten, wird im Erwachsenenalter vermehrt versucht, das Ungleichgewicht durch die Einnahme von Substanzen oder das Ausführen bestimmter Verhaltensweisen auszugleichen. [27] Man kann also sagen, dass Kinder, die emotional nicht ausreichend von ihren Eltern versorgt wurden, einen Mangel an »positiven« chemischen Botenstoffen aufweisen, der sie zu Suchtverhalten prädestiniert.

VERANLAGUNG AUFGRUND EINES ÜBERSCHUSSES AN STRESSHORMONEN

Ein weiteres Hirn-Körper-System, das bei Süchten aller Art involviert ist, ist das System der Stressreduktion. Forschungsergebnissen zur Folge haben sich drei Faktoren herauskristallisiert, die beim Menschen Stress auslösen: Unsicherheit, Informationsmangel und Kontrollverlust. Der Körper reagiert auf Stress mit Nervenentladungen im gesamten Körper und setzt dabei besonders die Hormone Adrenalin und Cortisol frei. Stress ist also eine körperliche Reaktion auf physische oder psychische Überforderung. Die Entladung wirkt sich praktisch auf jedes Organ aus, sei es Herz, Lunge, Muskeln oder auch die emotionalen Zentren des Gehirns. Cortisol wirkt sich außerdem auf das Immunsystem, die Knochen und die Eingeweide aus.

Eigentlich ist Cortisol dafür da, um auf Bedrohungen zu reagieren. Was ein Mensch als Bedrohung wahrnimmt, unterliegt jedoch immer dem subjektiven Empfinden. Gerade für Säuglinge ist aufgrund ihrer starken Abhängigkeit von Erwachsenen die Welt ein bedrohlicher Ort und einzig und allein ihre Bezugspersonen haben die Macht darüber, dem Säugling ein Gefühl von Sicherheit zu vermitteln. Ein verlässlicher, aufmerksamer und fürsorglicher Erwachsener ist entscheidend für die neurobiologische Entwicklung einer gesunden Stressreaktion, denn Säuglinge sind, wie bereits erwähnt, nicht in der Lage, ihr eigenes Stresslevel zu regulieren. Mangelnde unterstützende Beziehungen und emotionale Isolation sorgen für ein erhöhtes Stressniveau.

Frühkindliche Erfahrungen können also nicht nur einen Mangel an »positiven« chemischen Botenstoffen im Gehirn auslösen, sondern auch zu einem gefährlichen Überschuss von Cortisol führen. Ein Überschuss an Cortisol lässt wichtige Hirnzentren wie den Hippocampus, welcher zum Beispiel für die Gedächtnisleistung und für die Verarbeitung von Gefühlen zuständig ist, schrumpfen. [28]

Wessen sich die meisten Eltern nicht bewusst sind, ist, dass – vereinfacht gesagt – das Gehirn der Eltern das Gehirn des Kindes reguliert und programmiert. Säuglinge reagieren überaus feinfühlig auf die psychischen Zustände ihrer Eltern und erleben sie, als wären es ihre eigenen. Die kindliche Wahrnehmung über den psychischen Zustand der Eltern erfolgt über Körpersprache, Mimik, den Klang der Stimme und sogar über die Größe der Pupillen. Kinder von gestressten und auch depressiven Eltern weisen deshalb ausnahmslos selbst erhöhte Cortisolwerte auf. Gleich zu Beginn des Lebens erhöhte Cortisolwerte zu erfahren, führt zu einem niedrigen Richtwert für das innere Stresssystem und erhöht die Anfälligkeit für chronischen Stress als Erwachsener. [29]

Menschen, die schon als Kind erhöhte Cortisolwerte aufweisen, zeigen sich als Erwachsene meist überaktiv, reaktiv, ängstlich und schnell verzweifelt. Als selbst beruhigende Stressbewältigungsstrategie wird oft auf Essen oder andere Substanzen zurückgegriffen. Zwar sind die langfristigen Konsequenzen mit zusätzlichem Stress verbunden, trotzdem empfinden die Betroffenen im Moment des Essens kurzfristig Erleichterung.

Das ist auch der Grund, warum wir uns nicht mit anderen Menschen vergleichen sollten. Meine Klient*innen verstehen oft nicht, warum es ihnen so schwerfällt, auf Schokolade oder Pommes zu verzichten, während ihre Nachbarin oder Freundin so gar kein Problem damit zu haben scheint. Viele meiner Klient*innen leiden jedoch meist unbewusst seit ihrer Kindheit an erhöhter Erregung *(hyperarousal),* sprich an erhöhten Cortisolwerten. Wenn sie nun ihr Essverhalten mit dem der Nachbarin vergleichen, ist das nicht ganz fair. Zwar genießen beide den guten Geschmack und den leichten Dopaminrausch, der durch den Konsum von Zucker oder Fett entsteht, aber die Person, die unter höherer physiologischer Erregung leidet, verspürt gleichzeitig noch den beruhigenden Effekt der Stressreduktion.

Der gesenkte Stresspegel, den viele meiner Klient*innen durch das Essen für einen kurzen Moment erreichen, ist für andere Menschen, die nicht an erhöhter Erregung leiden, der Normalzustand. Deswegen besteht das größte Rückfallrisiko in alte Verhaltensmuster auch immer dann, wenn die Stressbelastung am höchsten ist. Elterlicher Stress kann bei Kindern also zu einem chronischen Überschuss von Cortisol führen, was wiederum die Anfälligkeit für Süchte erhöht.

VERANLAGUNG AUFGRUND MANGELNDER SELBSTREGULATION

Wie wir bereits gelernt haben, kann die Entwicklung des Gehirns nicht nur durch schädliche externe Stimulation wie Stress beeinträchtigt werden, sondern auch durch mangelnde positive Stimulation. Entscheidend für die Entwicklung der Schaltkreise der Selbstregulation im Gehirn ist das Einfühlungsvermögen der Bezugspersonen. Hierbei geht es nicht mal im klassischen Sinne um Liebe, sondern vielmehr um die emotionale Präsenz der Eltern und ihre Fähigkeit, sich in die Bedürfnisse ihres Kindes einzufühlen. Es geht darum, das Kind richtig zu sehen, zu verstehen und emotional abzuholen.

Ein Kind ist in den ersten Lebensjahren zu 100 Prozent abhängig von seinen Bezugspersonen. Allein ist es nicht in der Lage, sein Leben zu organisieren, Impulse zu kontrollieren, sein Verhalten zu steuern und seine Gefühle zu regulieren. Um seine körperlichen und emotionalen Bedürfnisse zu befriedigen, wendet es sich an seine Eltern.

Wie bereits erwähnt, entwickelt sich die Fähigkeit zur Selbstregulation erst in den ersten drei Lebensjahren. Ist ein Elternteil zu dieser Zeit physisch anwesend, aber emotional abwesend, werden die Entwicklung der Neurotransmitter- und Selbstregulationssysteme und insbesondere der Schaltkreise der Stressbewältigung beeinträchtigt. Eine solche Situation wird als proximales Verlassensein bezeichnet. Es findet immer dann statt, wenn keine einfühlsame Interaktion zwischen Elternteil und Kind aufgebaut werden kann. Das Ausmaß der physiologischen Stresserfahrung aufgrund des proximalen Verlassenseins ist fast so groß wie bei einer physischen tatsächlichen Trennung. [29]

Sehr gut veranschaulicht ist dieser Mechanismus in einem Experiment des Forschers Edward Tronick. Das Video dazu findest du bei YouTube unter dem Suchbegriff »Still Face Experiment Dr Edward Tronick«. Das Experiment verdeutlicht, wie sehr Kinder auf soziale Interaktion mit den Bezugspersonen angewiesen sind, um sich selbst regulieren zu können. Man sieht im Video, wie eine Mutter und ihr Baby miteinander interagieren. Sie lachen, spielen und sind im gemeinsamen Austausch. Nach einiger Zeit leitet die Mutter durch gezieltes Wegschauen eine kurze Unterbrechung der Interaktion ein. Danach wendet sie sich dem Kind wieder zu, diesmal jedoch mit einem erstarrten Gesichtsausdruck und ohne auf das Kind zu reagieren. Obwohl die »Erstarrung« der Mutter nur eine Minute anhält, gerät das Kind unter massiven Stress. Mit Strampeln, Armwedeln und Weinen versucht es, die Zuwendung der Mutter zurückzugewinnen.

Die feinfühlige Beantwortung der Signale eines Säuglings, also die Emotionsspiegelung und Regulierung, trägt maßgeblich zur Entwicklung der sozioemotionalen Kompetenz des Kindes bei. Ein inkonsistentes Fürsorgeverhalten hat also schwere Folgen für die Fähigkeit zur Selbstregulation. Die ersten Co-Regulations-Erfahrungen werden so zur »Blaupause« für unsere Fähigkeit zur Selbstregulation. Aufgrund von gescheiterten Co-Regulationserfahrungen in der frühen Kindheit bilden viele Menschen die Fähigkeit zur Selbstregulation nie aus. Auch im Erwachsenenalter müssen diese Menschen auf Hilfsmittel zurückgreifen, um die eigene Stimmung zu regulieren. Zu den häufig genutzten Hilfsmitteln gehören Alkohol, Drogen, Essen oder ein gesteigertes Streben nach Anerkennung, Liebe, Aufregung oder Risiko. Ein Mensch, der nicht gelernt hat, seine Gefühle eigenständig zu regulieren, macht sich von äußeren Dingen abhängig, um seine Stimmung zu verbessern oder sich zu beruhigen.

Jede Sucht dient der »positiven« Veränderung der eigenen Stimmung. Das ist jedoch nicht der einzige Vorteil, den Süchtige erzielen. Ein oft nicht erkannter, aber in meinen Augen sehr wichtiger Aspekt jeder Sucht ist das Maß an Kontrolle, das mit ihr einhergeht. Diesen Aspekt haben wir im Kapitel über die vier physischen Grundbedürfnisse bereits kurz angesprochen. Das Einnehmen einer Substanz oder das Ausführen eines Verhaltens garantiert Süchtigen die kurzzeitige Aufhellung ihrer Stimmung. Dieser Vorgang ist absolut vorhersehbar und verlässlich. Esssüchtige wissen genau, welches beruhigende Gefühl ihnen der Verzehr von Schokolade bescheren wird. Sie können sich darauf verlassen, dass sie sich für einen kurzen Moment besser fühlen werden. Heroinsüchtige wissen, dass die Injektion der Nadel das Gefühl einer warmen Umarmung auslösen wird. Diese Vorhersehbarkeit schenkt ihnen die Illusion, Kontrolle über ihre Gefühle zu haben. Die vermeintliche Kontrolle hilft den Süchtigen, dem uralten Gefühl der Machtlosigkeit, das sie schon seit ihrer Kindheit mit sich herumtragen, entgegenzuwirken.

Im Gegensatz dazu ist zum Beispiel das Verhalten von anderen Menschen weniger kalkulier- und absehbar. Wenden Süchtige sich bei Problemen anstatt an ihre Sucht an andere Menschen, können sie ihre Reaktion nicht vorhersagen. Sie können weder absehen, ob jemand sich ihrer annimmt, noch können sie wissen, ob die Reaktion des anderen ihre Stimmung aufhellen oder noch mehr bedrücken wird. Die Beziehung zu anderen Menschen könnte sogar das Suchtverhalten gefährden oder zumindest verkomplizieren. Aus diesem Grund schlussfolgern viele Süchtige unbewusst, dass Verbindungen zu anderen Menschen unsicher und gefährlich sind.

Ein anderer Aspekt der Selbstregulation ist die Fähigkeit zur Impulskontrolle. Ein Kind muss lernen, dass es Gefühle hat, aber nicht seine Gefühle IST. Es muss lernen, sich nicht vollends mit seinen Gefühlen zu identifizieren. Menschen, die diese Fähigkeit als Kind nicht lernen, lassen sich in der Regel im Erwachsenenalter von ihren Gefühlen ihr Verhalten diktieren. Jedes Gefühl triggert einen Impuls, dem, ohne zu differenzieren, sofort nachgegangen wird. Ein blöder Kommentar eines Fremden kann schon reichen, um sofort einen Schokoriegel zu essen, eine Zigarette zu rauchen oder ein Bier zu trinken. Die Entscheidung, die Impulshandlung auszuführen, wird nicht bewusst getroffen, sondern läuft automatisch ab.

Bei traumatisierten Menschen gibt es außerdem Hinweise auf eine Funktionsstörung der Faserverbindung zwischen den Hirnhälften, die sich als »Spaltung« in der Verarbeitung von Gefühlen äußert. Die Gehirnhälften von emotional vernachlässigten Menschen arbeiten möglicherweise nicht optimal zusammen, erst recht nicht unter Stresseinwirkung. Diese vom Psychologen Dr. Martin Teichner aufgestellte Theorie würde das für Suchtkranke typische Schwarz-Weiß-Denken gut erklären. Er geht davon aus, dass negative Gefühle in der einen Hemisphäre gespeichert sind und positive Gefühle in der anderen. Die fehlende Vernetzung der beiden Gehirnhälften könnte dazu führen, dass die Informationen aus den beiden Teilen nicht zu einem Gesamtbild verschmolzen werden können. Das hat zur Folge, dass Betroffene immer zwischen Extremen hin und her schwanken. Menschen, Tiere, das eigene Selbst, Orte, Besitztümer usw. werden entweder idealisiert oder abgewertet.

Menschen mit guter Selbstregulation schwanken emotional nicht zwischen Extremen und können mit schwierigen Situationen und Enttäuschungen besser umgehen. Ihr Wohlbefinden ist nicht von externen Verhaltensweisen, Substanzen oder Menschen abhängig. Fehlt die Fähigkeit zur Selbstregulation, bleibt Menschen jedoch nichts anderes übrig, als außerhalb ihrer eigenen Person nach Schmerzlinderung zu suchen, was wiederum ihr Suchtrisiko erhöht.

FAZIT – WIE DIE VERANLAGUNG ZU EINER SUCHT ENTSTEHT

Anders als oft vermutet, sind nicht die Gene oder eine süchtig machende Substanz für die Entstehung einer Sucht verantwortlich. Entscheidend für eine Suchtveranlagung ist das Umfeld, in das wir hineingeboren werden und wie dieses sich auf die bei einer Sucht involvierten Gehirnsysteme auswirkt. Kinder, die nicht mit ausreichender Fürsorge und Liebe von ihren Eltern versorgt werden, erleiden einen Mangel an »positiven« chemischen Botenstoffen wie Dopamin und Endorphinen. Je schlechter der persönliche chemische Glücksapparat ausgebildet ist, desto höher die Wahrscheinlichkeit, dass später das Glück in Substanzen und Verhaltensweisen gesucht wird, die den Dopamin- und Endorphinspiegel erhöhen.

Ferner wirken sich emotionale Vernachlässigung, körperliche Gewalt und der Stresspegel der Mutter negativ auf den Cortisolspiegel des Kindes aus. Ein chronisch erhöhter Cortisolspiegel erhöht wiederum die Anfälligkeit für Suchtverhalten im Erwachsenenalter. Emotionale Vernachlässigung führt außerdem dazu, dass Kinder nicht lernen, ihre Gefühle eigenständig zu regulieren. Aus diesem Grund sind sie später anfälliger für Substanzen/Verhaltensweisen, die ihnen helfen, ihre Stimmung zu beeinflussen und zu kontrollieren.

DIE SUCHTPERSÖNLICHKEIT

Wie bereits erwähnt, verändert Abhängigkeit die Struktur des Gehirns, seine Anatomie und seine physiologische Funktionsweise. Da unser Gehirn darüber bestimmt, wie wir denken, fühlen und handeln, führen diese Veränderungen in der Funktionsweise des Gehirns langfristig auch zu einer Veränderung der Persönlichkeit.

Ausgelöst durch den fortlaufenden Suchtprozess, spaltet sich aus der ursprünglichen Persönlichkeit mit der Zeit ein Persönlichkeitsanteil ab, den ich Suchtpersönlichkeit nennen möchte. Ein Abhängiger besteht also irgendwann aus zwei Teilen, dem Selbst und der Suchtpersönlichkeit. Das Selbst repräsentiert die »normale«, menschliche Seite der süchtigen Person, während die Suchtpersönlichkeit die Seite darstellt, die von der Sucht verzehrt und transformiert wird. Die Suchtpersönlichkeit ist manipulativ, lügt und betrügt nicht nur andere Menschen, sondern vor allem das Selbst. Und so passiert es, dass das Selbst sich immer mehr verliert und immer abhängiger von der Suchtpersönlichkeit wird. Je weiter fortgeschritten die Sucht ist, desto mehr übernimmt die Suchtpersönlichkeit das Steuer.

Einen süchtigen Persönlichkeitsanteil zu haben bedeutet auch, dass die konsumierten Substanzen oder Verhaltensweisen sich zum Beispiel bei Beschaffungs- oder Ausführungsschwierigkeiten verändern können. Die Suchtpersönlichkeit ist also in der Lage, das Suchtobjekt zu wechseln. Menschen, die beispielsweise aufhören zu rauchen, nehmen nicht zu, weil ihr Stoffwechsel sich verlangsamt, sondern weil sie ihre Nikotinsucht durch Essen ersetzen. Nicht selten rutschen esssüchtige Menschen nach einer erfolgreichen Abnahme in die Magersucht. Nicht weil Abnehmen gefährlich ist, sondern weil die eigentliche Sehnsucht mit der Abnahme nicht befriedigt wurde.

Menschen denken oft: »Wenn ich endlich abgenommen habe, dann bin ich glücklich.« Sie verstehen nicht, dass ihr Problem nicht die überschüssigen Kilos sind, sondern die Sehnsucht, die sich hinter diesen Kilos verbirgt. Viele Alkoholiker werden beispielsweise zu Workaholikern oder entwickeln eine Sportsucht. Es ist wichtig zu verstehen, dass die Suchtpersönlichkeit in einem Menschen nicht verschwindet, sobald er die Substanz nicht mehr konsumiert oder sein Suchtverhalten nicht mehr ausführt. Solange der süchtige Anteil nicht geheilt wird und das Selbst neue

Überlebensstrategien erlernt, wird die Suchtpersönlichkeit immer nach Möglichkeiten suchen, Erlösung und Erfüllung in Substanzen oder Verhaltensweisen zu finden.

Anstatt nur ihre Beziehung zum Essen, zum Alkohol oder zu Drogen zu überwachen, müssen Süchtige lernen, den süchtigen Anteil in sich zu überwachen. Die Beziehung zwischen dem Selbst und der Suchtpersönlichkeit muss geheilt werden, nicht die Beziehung zu einer Substanz oder Verhaltensweise.

Das möchte ich gern wiederholen:

Die Beziehung zwischen dem Selbst und der Suchtpersönlichkeit muss geheilt werden, nicht die Beziehung zu einer Substanz oder Verhaltensweise.

In diesem Sinne gibt es auch keine Sucht, die besser ist als eine andere, auch wenn das gesellschaftlich gesehen oft so wirkt, wie ich am Beispiel des Ess- und Arbeitssüchtigen bereits erläutert habe. Fakt ist: Egal wie es von außen erscheinen mag, eine Sucht ist eine Sucht und alles, was ein Mensch tut, erzielt ein besseres Ergebnis, wenn es aus freien Stücken und nicht aus einer Abhängigkeit heraus entsteht. Jede Sucht geht mit einem unverhältnismäßig hohen Preis einher, den derjenige selbst und Menschen in seinem Umfeld dafür bezahlen. Keine Sucht der Welt hat jemals mehr Elend verhindert, als sie verursacht hat.[5] Sucht verstärkt immer nur eine innere Leere und verhindert eine gesunde Beziehung zu sich selbst und seinen Mitmenschen.

WARUM GERADE ESSSUCHT?

Wie kommt es, dass ein Mensch eine Esssucht entwickelt, ein anderer eine Sportsucht und wieder ein anderer eine Alkoholsucht? Welche emotionalen Verknüpfungen mit einer bestimmten Substanz oder Verhaltensweise entstehen, kommt ganz darauf an, welche Erfahrungen im Leben eines Menschen einen intensiven emotionalen Eindruck hinterlassen und zu Schmerzlinderung geführt haben. Vielleicht warst du als Kind einmal sehr traurig und hast zum Trost von deiner Lieblingsoma ein Stück Schokokuchen bekommen und danach sah die Welt plötzlich schon wieder ganz anders aus. Solche vermeintlich unbedeutenden Momente können dazu führen, dass dein Gehirn lernt, dass Zucker Schmerzlinderung bewirken kann. Dein Gehirn ist ständig auf der Suche nach Lösungen für deine Probleme und plötzlich stellt sich ganz unverhofft durch den Zucker ein kleiner Dopaminrausch ein, der durch die liebevolle Fürsorge der Oma zusätzlich von einem erhöhten Endorphinspiegel begleitet wird. Sofort macht sich dein Gehirn daran, die Ereignisse, die der Schmerzlinderung vorausgingen, systematisch einzuordnen. Sobald du dich wiederholt in einer ähnlichen emotionalen Lage befindest, ruft dein Gehirn den Vorgang auf, mit dem das Problem das letzte Mal »gelöst« wurde. Und plötzlich verspürst du das Verlangen nach Schokoladenkuchen, wenn du traurig bist.

Allgemein gilt, dass orale Süchte wie Essen, Rauchen und Trinken eine sehr beruhigende Wirkung auf Menschen haben, die in ihrer Kindheit emotionale Vernachlässigung oder Missbrauch erfahren haben. Das liegt an der unbewussten Assoziation mit der Mutterbrust und dem kindlichen Bedürfnis genährt zu werden. Deshalb bekommen weinende Babys auch einen Schnuller und kleinere Kinder stecken sich schnell den Daumen in den Mund, wenn sie traurig oder ängstlich sind. Auf diese Weise entsteht eine emotionale Verknüpfung zwischen oraler Stimulation und Beruhigung. Später wird der Schnuller, die Brust oder der Daumen dann durch Schokolade, Pommes, Wein, Zigaretten oder Joints ersetzt.

Studienergebnisse spiegeln meine Erfahrung als Coachin, die schon mit vielen Tausenden Menschen mit Übergewicht zusammengearbeitet hat, wider. Die Ergebnisse zeigen einen starken Zusammenhang zwischen elterlicher Vernachlässigung und der späteren Entwicklung von Übergewicht. Je höher das Gewicht, desto höher der Prozentsatz der

Erwachsenen, die angaben, Missbrauch oder Vernachlässigung erfahren zu haben. [30] Menschen, die zu überessen neigen, haben jedoch nicht nur in der Vergangenheit emotionale Wunden erlitten, sondern leiden unter deren Auswirkungen bis heute. Die aufgrund der Vernachlässigung erlernten Überlebensstrategien wie Perfektionismus, Schönheitswahn, Harmoniestreben, Überanpassung, Helfersyndrom, Kontrollstreben, Angriff und Attacke und Narzissmus führen allesamt zu einem erhöhten Cortisolspiegel.

Wichtiger, als zu verstehen, warum ein Mensch gerade unter Esssucht leidet, ist zu verstehen, dass er aufgrund seiner frühkindlichen Erfahrungen (beschädigtes Neurotransmittersystem, Überschuss an Stresshormonen, mangelnde Selbstregulation) generell anfällig für Suchtverhalten ist. Das Traurige ist nämlich, dass, egal welcher Sucht wir nachgehen, sie uns niemals das geben wird, nach dem wir suchen. Egal wie oft du deine Bedürfnisse mit einer Sucht stillen möchtest – dein Gehirn wird nie das Gefühl haben, dass es jetzt genug hatte und sich entspannen kann. Der Süchtige ist spirituell und emotional verarmt und deshalb nie zufrieden. Es handelt sich immer um ein Fass ohne Boden.

Wie Gabor Maté in seinem Buch »Im Reich der hungrigen Geister« so schön schreibt: »In der Sucht werden die Verse der Rolling Stones auf den Kopf gestellt. Manchmal kannst du bekommen, was du willst, aber so viel du dich auch bemühst, du bekommst nie, was du wirklich brauchst.« Sucht ist immer ein armseliger Liebesersatz.

Emotionales Essen und Esssucht überwinden – 10 Schritte zu seelischer Freiheit

Emotionales Essen verhindert niemals mehr Elend, als es verursacht.

Wie ich bereits erwähnt habe, kommt es bei Süchten aufgrund der Veränderungen im Gehirn langfristig immer auch zu einer Veränderung der Persönlichkeit. Die Persönlichkeit spaltet sich auf in das Selbst und die Suchtpersönlichkeit. Das Selbst repräsentiert unser eigentliches und ursprüngliches Ich, während die Suchtpersönlichkeit die Seite repräsentiert, die von der Sucht verzehrt und transformiert wird. Während einer anhaltenden Abhängigkeit verliert sich das Selbst immer mehr und wird gleichzeitig immer abhängiger vom süchtigen Anteil in uns. Je weiter fortgeschritten die Sucht ist, desto mehr regiert die Suchtpersönlichkeit über unsere Gedanken, Gefühle und Verhaltensweisen.

Deshalb basiert Heilung immer auf der Erneuerung des Selbst. Um Besserung zu erfahren, muss eine neue, bedeutsame und fürsorgliche Beziehung zum eigenen Selbst aufgebaut werden. Diese neue Beziehung zu uns selbst erlaubt uns später auch, bedeutsame und intime Beziehungen zu anderen Menschen aufzubauen; und wie wir später noch sehen werden, ist auch das ein ganz essenzieller Teil des Heilungsprozesses.

Jahrelang hat das Leiden des Süchtigen seine Sucht getriggert. Wenn ein Mensch nun anfängt, auf sein Leid nicht mehr mit dem Suchtverhalten zu reagieren, ist das Leiden zunächst alles, was übrig zu bleiben scheint. Du isst zum Beispiel immer, weil du dich innerlich leer fühlst. Wenn du anfängst zu heilen und nicht mehr auf dein Ventil, das Essen, zurückgreifen kannst, ist die Leere anfangs alles, was zurückbleibt. Wenn du heilen möchtest, ist es jedoch wichtig, zu lernen, genau diese unangenehmen Gefühle zuzulassen und auszuhalten, denn Schmerz ist der stärkste Antreiber für Veränderung.

Wenn du zurück auf dein Leben schaust, wirst du sicherlich feststellen, dass Veränderungen und Transformationen in deinem Leben immer dann geschahen, als dein Leidensdruck am stärksten war. Wann hast du dich aus einer toxischen Beziehung gelöst? Wann hast du deinen Job gekündigt? Wann hast du deine Ernährung umgestellt? Wenn es dir wie den meisten Menschen geht, immer dann, wenn die Situation anders nicht mehr aushaltbar schien. Hast du schon einmal eine Geschichte über wahre Transformation und Veränderung gehört, die damit begann, dass jemand Kokosnuss schlürfend glücklich am Strand in einer Hängematte lag? Wohl eher nicht. Die meisten Geschichten dieser Art starten mit einem Unfall, einer Krankheit, dem Tod eines geliebten Menschen oder dem Verlust des Jobs oder des Partners. Schmerz ist also meistens der Startschuss dafür, das Steuer in die Hand zu nehmen und aus dem Suchtzyklus auszusteigen.

Vielleicht kennst du das Rad von Samsara aus dem Buddhismus und Hinduismus. Es stellt den ewigen Kreislauf von Geburt, Leiden, Tod und Wiedergeburt dar. Der Ausbruch aus dem Kreislauf geschieht durch Loslassen von allen Begierden und Wunschvorstellungen sowie durch Selbsterkenntnis. Innerhalb dieses endlosen Kreislaufs befinden sich die kleineren Zyklen, die unser Leben ausmachen. Einer davon ist der Suchtzyklus:

Schmerz → Suchtverhalten → vorübergehendes Vergnügen → noch mehr Schmerz

Diese Suchtzyklen wiederholen sich so lange, bis sich der Süchtige mit der Kraft seines ganzen Herzens dazu entscheidet, den steinigen Weg der Heilung auf sich zu nehmen.

Aber wie frei ist ein suchterkrankter Mensch in seinen Entscheidungen wirklich? Würde ein freier Mensch sich nicht immer für sein körperliches und geistiges Wohlergehen entscheiden, wenn er die Wahl hätte? Welcher Mensch, der frei in seinen Entscheidungen ist, entscheidet sich freiwillig GEGEN seine Gesundheit, seinen Arbeitsplatz, sein Zuhause, seine Lieben, seine Kinder oder seine Attraktivität und FÜR seine Sucht? In unserer Gesellschaft betrachten wir das Verhalten drogenabhängiger oder übergewichtiger Menschen als Resultat falscher freiwillig getroffener Entscheidungen. Aber entspringen diese Entscheidungen wirklich einem freien Willen?

Wir haben uns zum Beispiel nicht freiwillig dazu entschieden, in welche Familie wir hineingeboren wurden. Somit entscheiden wir auch nicht, wie sich der Bereich unseres präfrontalen Kortex entwickelt, der für die Impulskontrolle verantwortlich ist. Denn wie wir bereits erfahren haben, kann sich dieser Bereich unter emotional herausfordernden Bedingungen in der Kindheit nicht normal entwickeln. Des Weiteren haben wir bereits darüber gesprochen, dass langjähriges Suchtverhalten zu lang anhaltenden Veränderungen im Gehirn führt, was die freiwillige Impulskontrolle und die Entscheidungsfindung ebenfalls beeinträchtigt. Ein süchtiger Mensch wird also weitgehend von unbewussten und automatisierten Mechanismen seines Gehirns gesteuert. Auf rationaler Ebene weiß ein Abhängiger, dass sein Verhalten ihm mehr schadet als nützt, doch aufgrund der Veränderungen in seinem Gehirn entstehen völlig irrationale Gedanken und Überzeugungen, die das Verhalten rechtfertigen. Die fehlerhaften Gehirnschaltkreise führen dazu, dass jegliche Intention und rationales Urteilsvermögen außer Kraft gesetzt werden. Wir unterliegen dem Trugschluss, dass unser bewusster Verstand freie Entscheidungen trifft, übersehen dabei jedoch, dass diese vermeintlich freien Entscheidungen von unseren unbewussten Kindheitsprägungen und Traumata beeinflusst werden. Besonders in Situationen, in denen wir mit starken Emotionen wie Stress, Angst oder Wut konfrontiert sind, greift sofort der Autopilot. Der Suchtprozess entspringt also einer unbewussten Programmierung, die das Bewusstsein umgeht. Bei impulsgesteuerten Entscheidungen können wir deshalb kaum von einem freien Willen sprechen.

Gibt es dann überhaupt so etwas wie einen freien Willen? Wie kann es einen freien Willen geben, wenn wir in Familienverhältnisse hineingeboren werden, die uns dafür prädestinieren, Trost, Schutz und Liebe in Substanzen/Verhaltensweisen zu suchen anstatt in uns selbst oder in unseren zwischenmenschlichen Beziehungen? Und als wäre das nicht genug, verändert sich durch die Abhängigkeit auch noch unser Gehirn und schränkt unsere Entscheidungsfähigkeit ein. Ist es einem Menschen unter diesen Voraussetzungen überhaupt möglich, sich gegen seine Sucht und für ein freies Leben zu entscheiden? – Die Antwort lautet: JA! Ich bin Coachin geworden, weil ich fest an das Veränderungspotenzial der Menschen glaube, und die Zusammenarbeit mit vielen Tausenden Menschen bestätigt mich in dieser Überzeugung täglich.

Das Problem ist nicht, dass wir uns nicht verändern können, das Problem ist, dass die meisten Menschen falsch an Veränderungen herangehen. Veränderung sollte immer auf drei Ebenen stattfinden, wobei die meisten Menschen sich immer nur auf zwei konzentrieren. Die erste Ebene ist die Veränderung durch ein Setzen von Zielen, zum Beispiel X Kilogramm abnehmen, X Kilogramm Muskelmasse aufbauen, trocken oder clean werden etc. Die zweite Ebene ist die Veränderung der Vorgehensweise. Hier geht es darum, die bisherigen Verhaltensweisen so zu ändern, dass sie schlussendlich zu den gesetzten Zielen führen. Zum Beispiel das Einhalten eines Ernährungsplans, das Trainieren im Fitnessstudio oder der Aufenthalt in einer Entzugsklinik. Die dritte und wichtigste, jedoch meist vernachlässigte Ebene der Veränderung ist die Veränderung der eigenen Persönlichkeit und im Falle von Sucht, der Suchtpersönlichkeit. Wichtiger, als die Zahl auf der Waage zu verändern, ist es, die Beziehung zwischen dem Selbst und dem süchtigen Anteil in uns zu heilen.

Die meisten Menschen machen den Fehler, dass sie versuchen, ihre Verhaltensweisen zu verändern, ohne in vollem Umfang zu verstehen, wie und warum diese Verhaltensweisen entstanden sind und welchen Zweck sie eigentlich erfüllen. Ohne das Bewusstsein darüber können wir uns jedoch nicht nachhaltig verändern. Denn erst das Bewusstsein ermöglicht es uns, an der richtigen Stelle mit der Veränderung anzusetzen.

Solange Menschen beispielsweise nicht verstehen, wie und vor allem aus welchen Gründen ihr Essverhalten entstanden ist und ihnen bis heute dient, werden sie immer wieder versuchen, ihr Gewicht durch strikte Diäten, Ernährungs- oder Fitnesskonzepte zu kontrollieren. Kurzzeitig können sie mit eiserner Willenskraft dann auch ein paar Kilo abnehmen, wenn sie jedoch gleichzeitig nichts an der Ursache für ihr Verhalten verändern, werden sie sich schon kurze Zeit später in ihren alten Verhaltensmustern wiederfinden. Ihr Verstand sagt ihnen zwar »Iss weniger und beweg dich mehr!«, aber wir erinnern uns, dass die fehlerhaften Gehirnschaltkreise dazu führen, dass das rationale Urteilsvermögen lahmgelegt wird. So wie der körperliche Entzug eines Alkoholikers oder Drogensüchtigen nicht allein für die Heilung ausreichend ist, führt auch keine Diät oder Ernährungsumstellung allein zur Genesung einer Esssucht. Die einzige Vorgehensweise, die zu nachhaltiger Besserung führen kann, ist diese: sich der Gefühle, die das Suchtverhalten auslösen, bewusst werden, sie zulassen und den damit verbundenen Schmerz nachhaltig verarbeiten.

Solange wir unsere »Droge« brauchen, um einen bestimmten Gefühlszustand zu erreichen, wird das Bedürfnis zu konsumieren immer stärker sein als jegliche Willenskraft und Disziplin. Nicht umsonst heißt eines meiner Bücher »Deine Gefühle wiegen mehr als du denkst«. Denn im Kampf zwischen unseren Gefühlen und unserer Disziplin werden unsere Gefühle immer gewinnen! Deswegen müssen wir uns über unsere Gefühle bewusst werden. Ab dem Moment, in dem wir über unsere Gefühle bewusst nachdenken, anstatt uns gewohnheitsmäßig von ihnen treiben zu lassen, fangen wir an, das Steuer in die Hand zu nehmen. Ein freier Wille entsteht nie aus unseren Gefühlen, sondern immer aus unserem Verstand. Während unsere Gefühle unsere Verhaltensweisen fernsteuern, können wir über bewusste Gedanken das Ruder wieder übernehmen. Freiheit kommt also nicht von allein, sondern erfordert sehr viel Achtsamkeit und Konzentration. Solange wir unseren Geist nicht über bewusste Achtsamkeit steuern, stellt er automatisch auf Autopilot und lässt uns wie ferngesteuerte Roboter agieren. Der Schlüssel zur Freiheit ist deshalb ewige Achtsamkeit.

Untersuchungen zeigen, dass zwischen Impuls und Handlung etwa eine halbe Sekunde liegt. Nur in diesem denkbar kurzen Intervall hat unser Kortex die Möglichkeit, ein Verhalten, das er für unangemessen hält, zu unterbinden. Dabei stellt sich auch immer die Frage, welches Verhalten der Kortex denn als unangemessen bewertet. In dieser halben Sekunde führt das Gehirn eine sogenannte präattentive Analyse durch, in der die Ziele des Gehirns mit der bevorstehenden Entscheidung abgeglichen werden. Aber welches Ziel verfolgt ein abhängiges Gehirn? Es ist auf der Suche nach Belohnung, Geborgenheit und Sicherheit und hat in der Vergangenheit gelernt, dass Essen ihm diese Gefühle beschert. Aus diesem Grund wird das süchtige Gehirn das Suchtverhalten immer überbewerten und bessere Alternativen missachten. Im Nervensystem sind bereits starke Gewohnheitsstrukturen entstanden, die das Verhalten ohne jeglichen Spielraum für Entscheidungsfreiheit steuern. Das Gehirn ist darauf programmiert, Entscheidungen zu treffen, die den Abhängigkeitsprozess begünstigen.

»Wahl impliziert Bewusstheit.«

ECKHART TOLLE

Wir müssen uns unserer Gefühle und unbewussten Überlebensstrategien also bewusst werden, damit wir Zeit gewinnen, noch vor dem Einsetzen des Autopiloten zu agieren. Wenn du es beispielsweise beim nächsten Gang zum Kühlschrank schaffst, dich bewusst zu fragen: »Wie geht es mir gerade«, »Was erhoffe ich mir gerade von dem Stück Schokolade?«, »Was brauche ich eigentlich gerade wirklich?«, dann hast du den gewohnheitsmäßigen Suchtprozess bereits unterbrochen und hast dir Zeit verschafft, deine Entscheidung, Schokolade zu essen, noch einmal bewusst zu überdenken.

Aber Vorsicht, selbst wenn du achtsam bist und deine Suchtentscheidungen bewusst reflektierst, wirst du dir dennoch häufig dabei zusehen, wie du trotz besseren Wissens zur Schokolade greifst. Du kannst und wirst im vollen Bewusstsein darüber, dass die Schokolade gerade nicht das ist, was du brauchst, trotzdem Schokolade essen. Denn bevor du »einfach Nein sagen« kannst, musst du zunächst etwas finden, zu dem du »Ja« sagen willst. Deshalb ist es völlig okay, dass du dich auch bewusst anfangs noch öfter für das Essen entscheidest. Es ist ein ganz normaler Teil des Weges. Du befindest dich in einem Heilungsprozess und das bedeutet, dass du nicht nur deine akuten Emotionen reflektierst, sondern generell dabei bist, deine verletzte Kinderseele und damit verbundene Traumata zu heilen.

Auf diesem anstrengenden und aufwühlenden Heilungsweg wirst du dir oft verloren vorkommen und es wird immer wieder so scheinen, als wäre das Essen dein einziger Rettungsanker. Logisch, denn es war ja auch dein Leben lang dein Fels in der Brandung! Wahre Heilung erfährst du ab dem Moment, in dem du mit Herz und Verstand erkennst, dass du gar nicht gerettet werden musst. Wenn du erkennst, dass Liebe, Wertschätzung, Akzeptanz und Geborgenheit im Gegensatz zu dem, was du eventuell in deiner Kindheit verinnerlicht hast, real sind und auch für dich auf dieser Welt existieren. Erst wenn sich langsam dieses Gefühl als Grundgefühl in dir manifestiert, erst dann wird es dir gelingen, freiwillig Nein zu Schokolade und Ja zu dir selbst zu sagen. Nicht weil du plötzlich über mehr Disziplin oder Willenskraft verfügst, sondern weil du nicht mehr das Bedürfnis hast, gerettet werden zu müssen.

Die 10 Schritte dieses Kapitels sollen dir dabei helfen, die Beweggründe für dein Essverhalten noch besser zu verstehen und dir Techniken an die Hand geben, um den Weg der Heilung einzuschlagen. Die Inhalte dieses Buches ersetzen jedoch keine Psychotherapie.

SCHRITT 1: ÜBE DICH IN SELBSTMITGEFÜHL

Die meisten Menschen, die unter Esssucht leiden, sind nicht in der Lage, Mitgefühl für sich selbst zu entwickeln. Zu groß ist das Unverständnis und die Verzweiflung darüber, dass sie doch eigentlich wissen, was zu tun ist, es jedoch einfach nicht schaffen. Mit Diäten und Fitnessprogrammen treten sie ständig den Kampf gegen sich selbst an, nur um am Ende doch wieder zu verlieren und wie gewohnt in alten Mustern zu landen. Bei einem Krieg gegen uns selbst kann nur Zwiespalt, Verzweiflung und Selbsthass herauskommen. Dieser Selbsthass vernebelt wiederum die Sicht auf die eigentliche Lösung des Problems. Deshalb beinhaltet der erste Schritt auf deinem Heilungsweg, dir selbst Mitgefühl, Liebe und Geduld entgegenzubringen. Anstatt dich immer wieder zu verurteilen, solltest du anfangen, dich selbst besser zu verstehen, denn dieses Verständnis wird automatisch zu mehr Selbstmitgefühl führen.

Mitgefühl ist nicht zu verwechseln mit Mitleid. Denn Mitleid führt dazu, dass wir uns der Verantwortung entziehen und dadurch das Leid zusätzlich verstärken, während Mitgefühl der Schlüssel für jede nachhaltige Veränderung ist. Jeder Mensch, der wahre Heilung erfahren möchte, sollte sein hartes Urteil über sich selbst durch ein wenig Neugier darüber, warum er tut, was er tut, ersetzen. Was, wenn du zum Essen greifst, weil du Angst hast, den Schmerz deiner Kindheit nicht ohne die betäubende Wirkung des Essens ertragen zu können? Was, wenn die Schokolade dir hilft zu vergessen, wie wertlos und ungeliebt du dich in Wahrheit fühlst? Ein Mensch, der in jungen Jahren emotional vernachlässigt und traumatisiert wurde, hat allen Grund, verletzt zu sein. Du isst nicht, weil du undiszipliniert und willensschwach bist. Du isst, weil du bisher noch keinen anderen Weg gefunden hast, damit fertigzuwerden, was du als Kind erfahren hast.

Stell dir vor, dein eigenes Kind, deine Nichte, dein Neffe oder dein Enkelkind hätte die gleichen Erfahrungen gemacht wie du und würde das Essen als Rettungsanker nutzen, würdest du dann auch so hart mit diesem Kind ins Gericht gehen? Wahrscheinlich nicht! Anstatt dich also selbst immer weiter herabzuwürdigen und damit den Teufelskreis des emotionalen Essens immer weiter zu drehen, solltest du dich in einem verständnis- und liebevollen Umgang mit dir selbst üben. Du solltest eine Neugier dafür entwickeln, welcher Mensch sich hinter deinen Überlebensstrategien verbirgt. Um dich in deinem Selbstmitgefühl zu trainieren, kannst du zum Beispiel folgende Übung in deinen Alltag integrieren.

ÜBUNG – SPAZIERGANG MIT DEINEM HUNGRIGEN KIND

Immer wenn du mit deinen Überlebensstrategien reagierst, obwohl du dir fest vorgenommen hattest, es anders zu machen, nimm dir ein paar Minuten Zeit, um mit deinem hungrigen Inneren Kind spazieren zu gehen. Nimm bei diesem Spaziergang dein Inneres Kind gedanklich an die Hand und spaziere mit ihm gemeinsam durch die Straßen oder den Wald. Auf diesem Spaziergang fragst du dein hungriges Kind, was es heute so belastet oder geängstigt hat, dass es sich nicht anders zu helfen wusste, außer mit Essen zu reagieren. Dein erwachsenes Ich hört einfach nur zu, ohne zu kommentieren, zu bewerten oder zu verurteilen. Dadurch lernt es, die Ängste und Reaktionsweisen seines Inneren Kindes immer besser zu verstehen.

SCHRITT 2: ÜBE DICH IN EHRLICHKEIT

Heilung kann nur dann gelingen, wenn du Ehrlichkeit zu deiner Lebensaufgabe machst. Während die Beziehung zu deiner Sucht auf Lügen basiert, muss das Fundament deiner Genesung Ehrlichkeit und Liebe sein. Wenn du etwas in deinem Leben verändern und heilen möchtest, musst du den Mut aufbringen, ehrlich darauf zu schauen, was schiefläuft. Ehrlichkeit hat nichts mit Schuldzuweisungen oder Rache zu tun und muss aus diesem Grund immer von Mitgefühl begleitet werden.

Statt dich anklagend wie ein strenger Richter ständig zu fragen »Warum bin ich so undiszipliniert?«, »Warum bin ich so dumm?« oder »Warum bin ich so schwach?«, solltest du den Forscher in dir aktivieren und wissenschaftlich erkunden, welche Gründe wirklich hinter der vermeintlichen Disziplinlosigkeit oder Willensschwäche stecken. Die Tatsache, dass du ein Leben lang den verurteilenden und bestrafenden Richter gespielt hast, heißt, dass du die Fähigkeit, in fremde Rollen zu schlüpfen, bereits aus dem Effeff beherrschst. Aus diesem Grund kannst du in Zukunft genauso gut die Rolle eines neugierigen Forschers oder mitfühlenden Freundes einnehmen, der ehrliches Interesse an deinem Wohlbefinden zeigt.

Frage dich zum Beispiel: Was war gerade los? Woher kam gerade die Angst, die mich mit meiner Überlebensstrategie hat reagieren lassen? Daniel J. Siegel, der Begründer der Interpersonellen Neurobiologie, hat für diese wertfreie und neugierige Haltung das Akronym COAL ins Leben gerufen (curiosity, openness, acceptance und love – Neugier, Offenheit, Akzeptanz und Liebe).

Auf deinem Heilungsweg fängst du an, dein Verhalten wirklich zu verstehen, anstatt es vor dir selbst und anderen zu rechtfertigen. Rechtfertigungen sind sowieso nur so lange nötig, solange du auf die Gunst eines Richters hoffen musst. Wo es keinen Richter gibt, braucht es auch keine Rechtfertigung. Rechtfertigungen führen wie Mitleid dazu, dass wir uns der Verantwortung entziehen. Verständnis dagegen hilft uns, Verantwortung zu übernehmen. Solange wir das Gefühl haben, wir müssen uns vor uns selbst und anderen verteidigen, können wir uns nicht dafür öffnen, zu sehen, wie die Dinge wirklich sind. Und erst wenn wir ehrlich sehen und verstehen, wie die Dinge wirklich sind, können wir anfangen, sie zu verändern.

Erst ab dem Moment, in dem du aufhörst, dich aufgrund deines Essverhaltens als wertlosen Versager zu betrachten, der keinen Respekt verdient hat, kannst du anfangen, dir deine Sucht überhaupt erst einzugestehen. Erst dann kannst du wirklich offen hinschauen und erkennen, auf welch vielfältige Weise die Sucht dein wahres Potenzial sabotiert und dein wahres Ich verdrängt hat. Wer sich selbst keine Empathie entgegenbringt, wird es sich selbst auch nicht wert sein, ein besseres und unbeschwerteres Leben zu führen.

Du hast dir dein Mitgefühl mehr als verdient. Alles, was du heute an dir ablehnst, hat sich lediglich entwickelt, weil es dir zu seiner Zeit geholfen hat, zu ertragen, was du erleiden musstest. Menschen werden nur von selbstberuhigenden Verhaltensweisen wie dem Essen süchtig, weil sie in ihren frühen Entwicklungsjahren nicht den Trost, die Aufmerksamkeit oder Geborgenheit bekommen haben, die sie gebraucht hätten. Aber das heißt nicht, dass du heute ein Opfer deiner eigenen Verhaltensweisen bist und keine Verantwortung für diese trägst. Ehrlichkeit in Kombination mit Selbstmitgefühl wird dich in Zukunft dabei unterstützen, dich nicht länger als Opfer wahrzunehmen.

Selbstmitgefühl impliziert, dass du ehrlich zu dir selbst bist. Diese Ehrlichkeit und Offenheit dir selbst gegenüber bereitet dich darauf vor, deine Verletzlichkeit anzunehmen und zu akzeptieren, anstatt weiterhin mit deinen Überlebensstrategien vor dieser Verletzlichkeit davonzulaufen. Sobald du anfängst, deiner Angst vor Verletzlichkeit ins Auge zu sehen, wird dein Bedürfnis zu fliehen immer geringer werden.

Einer der wichtigsten Schritte in Richtung Heilung heißt also Ehrlichkeit. Urteilsfrei und mitfühlend darfst du vor dir selbst zugeben, dass dein Essverhalten außer Kontrolle geraten ist und dass dieser Kontrollverlust zu massiven Schwierigkeiten in wichtigen Bereichen deines Lebens geführt hat.

ÜBUNG – SEI EHRLICH ZU DIR

Schreibe dir gern einen persönlichen Brief, in dem du schwarz auf weiß notierst, welche negativen Konsequenzen dein Essverhalten auf dein körperliches und psychisches Wohlempfinden, deinen Beruf, deine Beziehungen, deine Hobbys, deine Erziehung und auf deine Partnerschaft hat. Notiere gleichzeitig die Ausreden, mit denen du dein Verhalten bisher immer gerechtfertigt hast. Es gibt keine Heilung, ohne die Mauer der Verleugnung zu durchbrechen. Dein mitfühlendes Verständnis für dein Verhalten trägt jedoch automatisch dazu bei, dass du dein toxisches und brutales Urteil über dich selbst aufgibst und es dir selbst wert bist, wahre Heilung zu erfahren.

SCHRITT 3: ÜBE DICH IN ACHTSAMKEIT

Kein Lebewesen auf dieser Erde ist unabhängig von dem System, in dem es lebt. Kein Verhalten kann isoliert von seinem physikalischen und biologischen Kontext verstanden werden. Wie wir bereits gelernt haben, ist die Entstehung einer Abhängigkeit nicht genetisch durch das Erbgut vorprogrammiert, sondern ein Produkt der Umweltfaktoren, denen ein Mensch ausgesetzt wurde. Auch inwieweit die Sucht im späteren Leben bestehen bleibt, wird von Umweltfaktoren beeinflusst.

Der Suchtprozess befindet sich ein Leben lang in ständiger Wechselwirkung mit seinem sozialen und emotionalen Umfeld. Heilungsansätze müssen deshalb sowohl die äußeren Einflussbereiche als auch die inneren psychischen Zustände berücksichtigen. Wir sollten die Heilung einer Sucht weniger als Heilung einer Krankheit betrachten, sondern mehr als ein Etablieren von neuen inneren und äußeren Umständen. Diese veränderten Umstände dienen dazu, unsere elementaren Bedürfnisse auf konstruktive Art und Weise zu befriedigen.

Zum Glück verfügt unser Gehirn über die Fähigkeit, sich kontinuierlich zu verändern und an verschiedene Reize anzupassen. Diese Fähigkeit wird Neuroplastizität genannt. Bis ins hohe Alter können neue neurologische Verbindungen und Schaltkreise entstehen und nicht genutzte Verbindungen aufgelöst werden. Das Wort Plastizität kommt aus dem Griechischen und bedeutet »Formbarkeit«. Neuroplastizität ist die Fähigkeit unseres Gehirns, sich an neue Umstände durch Veränderung seiner Strukturen, Kreisläufe, chemischen Zusammensetzungen oder Funktionen anzupassen. Es ist die Fähigkeit des Gehirns, sich selbst zu regenerieren und erneut zu strukturieren. Dieses adaptive Potenzial ermöglicht uns das Erlernen und Verlernen von Gewohnheiten. Sobald ein Mensch die inneren und äußeren Umstände in seinem Leben verändert, sorgt er dafür, dass sich in seinem Gehirn neue Schaltkreise erschließen können, die ihm konstruktive Reaktionen auf zukünftige Ereignisse erleichtern.

Die renommierte Hirnforscherin Dr. Marian Diamond fand anhand von Laborratten heraus, dass sogar die Gehirne von Tieren, die bereits von Geburt an benachteiligt oder im Säuglingsalter geschädigt worden waren, dies durch verbesserte Lebensbedingungen kompensieren konnten. [31] Diese Erkenntnis soll dir Mut machen, dass, selbst wenn dein Leben unter ungünstigen Bedingungen gestartet ist, du immer noch die Chance hast, dein Gehirn neu zu verschalten.

Nicht nur in deiner Kindheit, sondern dein ganzes Leben lang bleibt dein Gehirn davon abhängig, wie du es nutzt. Um eine gesunde Gehirnentwicklung zu fördern, die für die Genesung einer Sucht erforderlich ist, solltest du sowohl die äußere Umgebung als auch dein inneres Klima verändern. Mit der äußeren Umgebung ist zum Beispiel gemeint, dass du destruktive Gewohnheiten durch neue konstruktive Gewohnheiten ersetzt. Aber auch dass du deinen Job und deine Beziehungen kritisch auf ihren Einfluss auf deine Unzufriedenheit hinterfragst und notwendige Veränderungen herbeiführst, wo immer du kannst. Das innere Klima bezieht sich auf dein emotionales Erleben. Beides veränderst du jedoch nicht einfach von Zauberhand, sondern durch große geistige Anstrengung und kontinuierliche Achtsamkeit.

Achtsamkeit bedeutet nicht nur, deine Gedanken bewusst wahrzunehmen, sondern auch, wahrzunehmen, welche Gefühle diese Gedanken in dir auslösen, und dich gleichzeitig nicht für diese zu verurteilen. Der Buddhismus lehrt, ein unbefangener, einfühlsamer Beobachter des Geistes zu werden, anstatt zu versuchen, ihn zu verändern. Indem wir die Prozesse unseres Geistes bewusst beobachten, können wir uns Schritt für Schritt von seinen gewohnten, vorprogrammierten Interpretationen und automatischen Reaktionen befreien. Nicht der willentliche Widerstand, sondern die Reflexion der süchtigen Verhaltensweisen ermöglichen das Voranschreiten der Genesung.

Achtsamkeit ist der Schlüssel, der die automatisierten destruktiven Muster, die dich immer wieder zum Essen greifen lassen, unterbrechen kann. Die Hirnforschung zeigt, dass wir durch das Praktizieren von Achtsamkeit negative Gedanken auflösen und zusätzlich die Physiologie der Hirnschaltkreise, denen diese Gedanken entstammen, positiv beeinflussen können. Achtsamkeit erzielt erwiesenermaßen weitreichende Erfolge bei der Heilung einer Suchterkrankung. [32]

Mein Coachingprogramm wird von meinen Teilnehmer*innen oft als eine Reise zu sich selbst beschrieben. Das liegt daran, dass sie sich während des Programms häufig zum ersten Mal in ihrem Leben wirklich Zeit nehmen, sich mit sich selbst auseinanderzusetzen. Unser wahres Selbst erkennen wir nur, indem wir als objektiver Forscher achtsam und neugierig unsere inneren Prozesse beobachten. Beim Praktizieren von Achtsamkeit richten wir unsere bewusste Aufmerksamkeit nicht nur auf die Geschehnisse im Außen, sondern auch auf die Abläufe im Inneren. Achtsamkeit bedeutet, ein Bewusstsein dafür zu entwickeln, was im Geist vor sich geht, wenn dieser körperlichen oder seelischen Reizen ausgesetzt ist. In einem achtsamen Zustand kann man das Auf und Ab der eigenen Gefühle und Gedanken bewusst wahrnehmen, anstatt in ihnen zu versinken oder sofort die Flucht zu ergreifen.

Ein unachtsamer Geist denkt zum Beispiel: »Weil mein Partner mich verlassen hat, leide ich, und weil ich leide, habe ich mir etwas Schokolade jetzt mehr als verdient.« Diese reaktive und unbewusste Denkweise führt zu Selbstmitleid und Opferdenken. Achtsamkeit könnte dir dabei helfen, eine neue Perspektive und ein besseres Verständnis für dich selbst einzunehmen: »Ich nehme wahr, dass das Verlassenwerden von meinem Partner mich in meinem uralten und tief verankerten Glaubenssatz, nicht gut genug zu sein, bestätigt hat. Diese Tatsache lässt mich wertlos, ängstlich und hoffnungslos fühlen. Diese unangenehmen Gefühle sind so unerträglich, dass ich sie sofort betäuben möchte. Deutlich nehme ich meine innere Stimme wahr, die mich davon überzeugen möchte, dass es mir nach dem Verzehr von Schokolade besser gehen wird. Ich nehme außerdem wahr, wie allein die Vorstellung, Schokolade zu essen, ein Gefühl von Erleichterung in mir auslöst.«

Achtsamkeit ist die ehrliche und klare Beobachtung dessen, was in einem Moment tatsächlich in uns vorgeht. Ein Mensch, der unter Suchtverhalten leidet, hinterfragt in der Regel nie die unangenehmen Gefühle und Gedanken, die das Suchtverhalten auslösen. Er befindet sich ständig in einem Zustand der Reaktivität. Statt das unangenehme Gefühl zu untersuchen, liegt der Fokus sofort auf Dingen im Außen, die in Echtzeit helfen, sich besser zu fühlen. Wohl wissend, dass diese Verbesserung nie lange anhält.

Das Trainieren von Achtsamkeit hilft Menschen zu verstehen, dass ihre Gefühle ihren eigenen Interpretationen der aktuellen Ereignisse unterliegen. Wer schon einmal mit mir zusammengearbeitet hat, weiß, dass ich immer sage: »Nichts hat irgendeine Bedeutung, außer die Bedeutung, die wir den Dingen geben.« Welche Bedeutung wir wiederum den Dingen geben, hängt stark mit den Erfahrungen zusammen, die wir bisher in unserem Leben gemacht haben, und den Glaubenssätzen, die sich daraus entwickelt haben. Wenn Menschen es jedoch schaffen, ihre bewusste Aufmerksamkeit auf ihre mentalen Prozesse zu lenken, verstehen sie, dass nicht das, was in der Vergangenheit geschehen ist, ihr gegenwärtiges Elend erzeugt, sondern das Ausmaß, das ihre Vergangenheit auf ihren Selbstwert genommen hat.

Ein erwachsener Mensch hat die Vernachlässigung und/oder den Missbrauch in seiner Kindheit bereits überlebt. Er leidet also nicht mehr unter akuten Verletzungen. Er leidet, weil sich aufgrund dieser Geschehnisse tief in ihm drin der Glaubenssatz verankert hat, dass er nicht gut und liebenswert genug und deshalb schuld an dem Verhalten seiner Eltern sei. Das Bewusstsein darüber, dass die meisten unserer negativen Gefühle auf einer kindlichen Fehlinterpretation über uns selbst basieren, lässt uns irgendwann erkennen, dass es nichts gibt, wovor wir weglaufen müssen. Vielleicht gibt es Umstände in der Gegenwart, die geändert werden sollten, aber es gibt keinen Grund, vor uns selbst zu fliehen. Wenn wir verstehen, dass wir die Welt lediglich durch unser beschädigtes Urvertrauen als einen unsicheren und grausamen Ort wahrnehmen und nicht, weil die Welt tatsächlich ein unsicherer und grausamer Ort ist, gibt es auch keinen Grund mehr, vor der Welt zu fliehen.

Achtsamkeit hilft uns, unsere eigenen Interpretationen und Reaktionen parallel zu den tatsächlichen Geschehnissen wahrzunehmen. Sie hilft uns zu verstehen, dass unsere unbewusste Interpretation früherer Ereignisse zur Schablone unserer gegenwärtigen Erfahrungen geworden ist. Anstatt unbewusst die Zukunft zu einer Kopie unserer Vergangenheit zu machen, können wir dank Achtsamkeit anfangen, unsere Zukunft bewusst nach unseren Wünschen und Bedürfnissen zu gestalten.

In meinen Coachings verwende ich hierfür ein Mantra, dass du auch gern für dich nutzen kannst:

Die Vergangenheit ist nicht die Zukunft!

Das, was in der Vergangenheit geschehen ist, hat nur so lange Einfluss auf unsere Zukunft, wie wir uns weiterhin unbewusst von dem hungrigen Kind in uns steuern lassen. Ohne das Praktizieren von Achtsamkeit befindet sich unsere Psyche im alltäglichen Leben ständig in einem reaktiven Zustand. Wir stellen die automatische Identifikation mit unseren Überlebensstrategien nicht infrage, sondern fühlen uns einfach leer, einsam, unzufrieden, undiszipliniert, willensschwach und demotiviert. Die nüchterne, neutrale und wertfreie Betrachtung der eigenen Gefühle löst uns langsam, aber sicher von der Identifikation mit unserem negativen Selbst- und Weltbild. Das schenkt uns die Möglichkeit, uns selbst und die Welt in einem neuen Licht zu sehen. Indem wir unseren unangenehmen Gefühlen Raum schenken, ohne uns vollständig mit ihnen zu identifizieren, werden wir auch immer besser darin, unsere sonst reaktiven Verhaltensweisen bewusst zu kontrollieren. Ab dem Moment, in dem wir der Gegenwart Achtsamkeit schenken, sind wir von der Vergangenheit befreit.

Auch wenn Achtsamkeit allein kein Allheilmittel darstellt, ist sie die absolut essenzielle Grundlage jedes Heilungsprozesses. Ohne Achtsamkeit kann keine Heilung stattfinden. Eine der besten Methoden, um Achtsamkeit zu trainieren, ist Meditation. Die Atemmeditation ist eine sehr gute Meditationsmethode für Anfänger. Da unser Atem immer nur im Hier und Jetzt stattfindet, ist das achtsame Beobachten des eigenen Atems immer eine Möglichkeit, dich mit der Gegenwart zu verbinden. In diesem Moment gibt es keine Vergangenheit und keine Zukunft. Nur das Jetzt. Bei der Atemmeditation wird der eigene Atem zum Meditationsobjekt. Durch ein Meditationsobjekt bekommt der Geist etwas, worauf er sich konzentrieren kann, und lässt sich somit nicht so schnell von Gedanken und äußeren Reizen ablenken. Die Atemmeditation lässt sich wunderbar einfach in den Alltag integrieren, sie kann überall und zu jeder Zeit ausgeübt werden.

ÜBUNG: ATEMMEDITATION

Such dir einen ruhigen Ort, an dem du während der nächsten Minuten nicht gestört wirst. Setz dich entspannt hin. Du kannst dich auf den Boden setzen, aber auch auf einen Stuhl oder ein Meditationskissen. Wenn du noch nicht oft meditiert hast, kannst du zunächst mit fünf Minuten beginnen und dich allmählich steigern.

Atme tief und ruhig durch die Nase ein … und durch die Nase aus … und ein … und aus. Ein paar tiefe, ruhige Atemzüge reichen. Du brauchst den Atem nicht zu beeinflussen, dein Körper findet die ideale Atmung selbst.

Richte dann deine Aufmerksamkeit auf deinen Atem und beobachte, wie er fließt, ohne ihn in irgendeiner Weise zu kontrollieren. Widerstehe dem Drang, deinen Atem zu kontrollieren, auch wenn es dir sehr schwerfällt. Vielleicht hilft es dir, dich auf das Heben und Senken

deines Brustkorbes oder deiner Bauchdecke zu konzentrieren. Konzentriere dich sanft und liebevoll darauf, wie der Atem kommt und geht.
Schweifen deine Gedanken ab, dann führe deine Aufmerksamkeit einfach wieder zurück auf das Ein- und Ausatmen. Es ist normal, dass dir Gedanken in den Kopf kommen und dich ablenken. Sobald du bemerkst, dass du abgelenkt bist, nimm den Gedanken kurz wahr und lass ihn dann einfach wieder gehen. Kehre einfach wieder und wieder zurück zur Konzentration auf die Atmung.
Achtsamkeit findet jedoch nicht nur auf dem Meditationskissen statt, sondern sollte den ganzen Tag über praktiziert werden. Die Techniken, um Achtsamkeit zu trainieren, sind zahlreich, es geht jedoch immer darum, deine Aufmerksamkeit dem gegenwärtigen Moment zu schenken. Halte also über den Tag verteilt immer mal wieder inne und nimm bewusst wahr, was gerade in dir drin und um dich herum geschieht.
Um das Praktizieren von Achtsamkeit und Dankbarkeit zu trainieren, habe ich eine App entwickelt, in der du viele geführte Meditationen, Affirmationen, Atem- und Achtsamkeitsübungen findest. Falls du dir also noch ein Werkzeug wünschst, das dich beim Training unterstützt, dann schau dir gern auf shinecoaching.de die Daily Shine App an.

Die App findest du auf https://shinecoaching.de/ oder über den QR Code.

SCHRITT 4: ÜBE DICH IN ENGAGEMENT

Aus meiner jahrelangen Erfahrung als Coachin, die schon mit Tausenden essgestörten Menschen zusammengearbeitet hat, weiß ich: Wenn der Leidensdruck ein entsprechendes Level erreicht hat, neigen Menschen dazu, sehr enthusiastisch und engagiert in ihren Heilungsprozess zu starten, nur um nach dem ersten kleinen »Fehlschlag« sofort wieder zu resignieren. Sie sagen dann Sätze wie: »Ich habe es versucht, aber es funktioniert bei mir nicht.« Dieser Ablauf ist sehr typisch für Selbstheilungspraktiken von Abhängigkeit. Sucht ist per Definition durch Rückfälle charakterisiert. Um wahre Heilung zu erfahren, musst du dir deshalb darüber bewusst werden, dass es kein »es« gibt, das funktioniert oder eben nicht. »Es« muss nicht funktionieren. Du musst »funktionieren«.

Wenn ich davon spreche, dich in Engagement zu üben, meine ich damit, dass du weitermachst, und zwar nicht, weil »es« funktioniert oder weil »es« dir Spaß macht, sondern weil DU ein klares Ziel vor Augen hast, das Vorrang vor deinen akuten Empfindungen oder Gedanken hat. Du musst nicht das Gefühl oder den Glauben haben, dass »es« funktioniert: Du musst es einfach nur tun und verstehen, dass ein Rückschlag nicht bedeutet, versagt zu haben.

Keiner der vielen Menschen, die ich auf ihrem Weg begleiten durfte, hat jemals Heilung erfahren, ohne dabei regelmäßig Rückschläge zu erleiden. Selbst jahrelange Abstinenz bedeutet nicht, vor erneuten Rückschlägen gefeit zu sein. Engagement bezieht sich also auf die Fähigkeit, eine gewisse Frustrationstoleranz zu entwickeln. Ohne Frustrationstoleranz ist es unmöglich, langfristig abstinent zu bleiben. So wie ein Diabetiker akzeptieren muss, dass er ein Leben lang unter Diabetes leidet, und ein Allergiker akzeptieren muss, dass er bestimmte Dinge nicht essen darf, so muss ein Esssüchtiger akzeptieren, dass die Nahrungsaufnahme immer ein übergeordnetes Thema in seinem Leben spielen wird und ein konstruktiver Umgang mit dem Essen für ihn nur möglich ist, wenn er sich ein Leben lang in Achtsamkeit und Engagement übt.

Das heißt nicht, dass das Leben ein ewiger Kampf sein wird. Wie wir bereits gelernt haben, ist unser Gehirn bis ins hohe Alter lernfähig und je länger wir uns in Abstinenz trainieren, umso einfacher wird es. Ich will damit lediglich deutlich machen, dass Heilung kein Prozess ist, den wir einmal beginnen, um ihn nach einer gewissen Zeit mit einer lebenslangen Garantie in der Tasche abzuschließen.

ÜBUNG – AKZEPTANZ

Formuliere mit deinen eigenen Worten einen Satz, in dem du dir zunächst eingestehst, dass das Thema Essen dein Lebensthema ist und auch immer bleiben wird. (Wie gesagt, das soll nicht heißen, dass es immer schwierig sein wird, es ist jedoch wichtig, dir selbst einzugestehen, dass dich das Thema ein Leben lang begleiten wird.) Im selben Satz solltest du dir außerdem versprechen, achtsam, engagiert und ehrlich zu dir selbst zu sein und eine gewisse Frustrationstoleranz zu etablieren. Vergiss nie: Rückschläge sind ein ganz normaler Teil des Weges.

SCHRITT 5: ERKENNE DEINE SUCHTGEDANKEN

Auch wenn ich immer wieder betone, dass Disziplin und Willenskraft allein nicht ausreichen, um eine nachhaltige Veränderung zu erzielen, so sind sie dennoch ein wichtiger Teil jedes Veränderungsprozesses. Jedoch nicht in dem Maße, wie die meisten Menschen diese Eigenschaften verstehen. Disziplin heißt nicht, sich einfach mal zusammenzureißen und die Schokolade Schokolade sein zu lassen. Vielmehr solltest du diese Eigenschaften nutzen, um deine Achtsamkeit zu schulen. Übe dich darin, die von deiner Sucht manipulierten Gedankengänge immer öfter zu erkennen und diese von der Realität zu unterscheiden.

Wenn dich beispielsweise das Gefühl überkommt, von jetzt auf gleich alles stehen und liegen lassen zu wollen, weil du JETZT unbedingt Schokolade brauchst, dann ertappe dich bei diesem Gedanken und mach dir bewusst, dass dies kein reales objektives Bedürfnis ist, sondern dass hier gerade deine Sucht zu dir spricht. Egal, was sie sagt und wie viele überzeugende Argumente sie aufbringt, um dich davon zu überzeugen, dass du die Schokolade jetzt sofort essen sollst – mach dir bewusst, dass alles, was sie sagt, gelogen ist. Sage dir stattdessen: »Du brauchst jetzt keine Schokolade, du hast gerade lediglich einen von deiner Sucht manipulierten Gedankengang.«

Entwickle die Fähigkeit, eine Beobachterposition einzunehmen und ganz rational dieses vermeintliche Verlangen zu betrachten. Der Sinn und Zweck dieser Beobachtung liegt nicht darin, den Essdrang verschwinden zu lassen, denn das wird nicht passieren (zumindest nicht für eine lange Zeit, dafür ist er schon zu lange in deinem Gehirn verankert), sondern darin, diesem Gedanken nicht die gewohnte Bedeutung zu geben. Anstatt ihn als echtes Bedürfnis zu verstehen, lernst du Schritt für Schritt, ihn als das zu erkennen, was er ist: ein von deiner Sucht manipulierter Gedanke. Je öfter dir das gelingt, desto mehr verliert dieser Gedanke an Macht über dein Verhalten. Anstatt dir wie gewohnt die Schuld für diese Gedanken und dein Verlangen zu geben, mach es dir zur Gewohnheit, die Schuld deinem Gehirn in die Schuhe zu schieben. Mach dir bewusst, dass dieser Gedanke seinen Ursprung in den neurobiologischen Schaltkreisen hat, die schon seit deiner Kindheit in dein Gehirn einprogrammiert sind. Erinnere dich in diesen Momenten daran, dass dieser Gedanke dem Dopamin- und Endorphinhunger gewisser Hirnsysteme entspringt, denen es zu Beginn deines Lebens an notwendigen Voraussetzungen für eine gesunde Entwicklung mangelte. Mach dir bewusst, dass dieses Verlangen außerdem unbefriedigte kindliche Bedürfnisse repräsentiert und besonders in Momenten zum Vorschein kommt, in denen du dich emotional überfordert fühlst.

Deine Suchtgedanken sagen nichts über dich als Person aus, sie sind weder ein moralisches Versagen noch eine Charakterschwäche. Sie sind lediglich die Folge von Umständen, über die du keine Kontrolle hattest. Du kannst jedoch im Hier und Heute Schritt für Schritt die Kontrolle darüber, wie du auf diese Gedanken reagierst, zurückgewinnen.

ÜBUNG: MUSTERUNTERBRECHUNG

Anstatt dich unbewusst von diesen Gedanken verführen zu lassen, kannst du sie erst einmal als das enttarnen, was sie sind: Suchtgedanken, die aus defekten Hirnsystemen entspringen. Im zweiten Schritt kannst du deine Gedanken dann bewusst neu ausrichten. Anstatt dich auf die Suchtgedanken einzulassen, suche dir für solche Momente eine neue Beschäftigung, um das Gedankenmuster zu unterbrechen. Verschaffe dir Zeit, denn jeder Gedanke und jedes Gefühl, mag es noch so stark sein, geht vorbei. Schneller vorbei geht es, wenn du dich in Aktivität übst. Finde eine Aktivität, die dir Spaß macht und dich für mindestens 15 Minuten ablenkt. Geh eine Runde spazieren, kalt duschen, schalte den Fernseher oder deine Lieblingsplaylist ein oder rufe eine Freundin oder einen Freund an. Wichtig ist, dass du dich für eine Aktivität entscheidest, die du gern machst. Zweck der Musterunterbrechung ist es, deinem Gehirn beizubringen, dass es dem Ruf der Sucht nicht folgen muss. Je öfter du es schaffst, dich abzulenken und deinen Impulsen nicht nachzugehen, desto mehr lernt dein Gehirn, sich neu zu verschalten.

Sehr wahrscheinlich wird dir das nicht immer gelingen, vielleicht schaffst du es am Anfang nicht einmal, fünf Minuten lang durchzuhalten – das ist okay. Jede Minute zählt und ist ein Grund, stolz auf dich zu sein. Mit jeder Minute, die du schaffst, deine Impulshandlungen hinauszuzögern, leistest du etwas Erstaunliches, auch wenn es Menschen mit anderen neuronalen

Voraussetzungen vielleicht einfach erscheinen mag. Du trainierst nicht für einen 100-Meter-Sprint, sondern für einen Marathon – solange du trainierst, wird sich der Erfolg einstellen.

Mach dir außerdem immer bewusst, welche Konsequenzen es hat, wenn du deinem Suchtimpuls nachgehst. Wie wir bereits gelernt haben, misst das abhängige Gehirn seiner Droge, in deinem Fall dem Essen, fälschlicherweise einen sehr hohen Stellenwert bei. In der Psychologie nennt man diese fehlerhafte Priorisierung auch Salienz-Zuschreibung. Deine fehlerhaften Gehirnschaltkreise lassen dich glauben, dass die Sucht deine in der Kindheit unbefriedigten Bedürfnisse stillt. Mach dir in solchen Momenten bewusst, dass es sich hier um einen Trugschluss handelt. Deinem Suchtimpuls nachzugehen, wird deiner verletzten Seele nur noch mehr Schaden zuführen und das hast du einfach nicht verdient.

ÜBUNG: REALITÄTSCHECK

Frag dich in solchen Situationen: Wie hast du dich in der Vergangenheit gefühlt, nachdem du dem Impuls zu essen nachgegeben hast? Schuldig? Schwach? Ängstlich? Hoffnungslos? Wütend? Traurig? Machtlos? Gescheitert? Minderwertig? Nicht liebenswert? Isoliert? Beschämt? Mach dir bewusst, dass das, was dir gerade Freude verspricht, Verbitterung und Verzweiflung hinterlässt. Schreibe diese Gedanken in solchen Momenten am besten auf. Selbst wenn das mehrmals am Tag notwendig ist.

Und ganz wichtig: Urteile währenddessen nicht über dich. Erinnere dich daran, dass du keinen Strafprozess gegen dich selbst führst, sondern lediglich Informationen sammelst, die dazu dienen, dein Gehirn neu zu verschalten. Die Sucht ist gegen deinen Willen in dein Leben getreten. Du hast bei deiner Geburt nicht darum gebeten, auf diese Weise programmiert zu werden. Die Verschaltungen in deinem Gehirn haben nichts mit dir zu tun. Millionen anderer Menschen, die ähnliche traumatische Erfahrungen gemacht haben, entwickeln ähnliche Überlebensstrategien. Gleichwohl trägst du heute als Erwachsener die Verantwortung dafür, wie du mit diesen Gegebenheiten umgehst.

SCHRITT 6: DEFINIERE DEINE FORM DER ABSTINENZ

Heilung verlangt die absolute Abstinenz von der süchtig machenden Substanz oder Verhaltensweise. Bei Alkohol, Drogen oder Zigaretten ist es einfach, die Abstinenz zu definieren. Der Alkoholiker sollte nie wieder Alkohol, der Drogensüchtige nie wieder Drogen und der Raucher nie wieder Zigaretten konsumieren. Bei Ess-, Sex- oder Arbeitssucht ist es weitaus schwieriger, klare Grenzen zu ziehen. Anders als beim Alkohol kann ein Esssüchtiger nicht sagen, ab morgen esse ich nie wieder. Um Abstinenz zu definieren, ist es deshalb wichtig, die Sucht-Verhaltensweisen klar zu analysieren. Zu Rückfällen kommt es nämlich häufig, weil die Abstinenz nicht klar genug definiert ist.

Suchtverhalten wird sowohl von psychischen Zuständen als auch von äußeren Auslösern getriggert. Aus diesem Grund ist es wichtig, herauszufinden, welche Verhaltensweisen, Rituale oder Nahrungsmittel dein Suchtverhalten herausfordern. Auch hier ist Achtsamkeit und Ehrlichkeit das A und O. Was löst das übermäßige Essen bei dir aus? Ist es Zucker generell? Sind es bestimmte Lebensmittel, wie Chips oder Schokolade? Sind es bestimmte Verhaltensweisen, die mit dem Essen verknüpft sind, beispielsweise das Essen vor dem Fernseher? Sind es bestimmte Rituale wie das Öffnen des Kühlschranks aus Langeweile oder das Öffnen der Süßigkeitenschublade nach einem stressigen Arbeitstag? Welche Gefühle kannst du ohne das Essen nicht regulieren und was lässt dich immer wieder so fühlen?

AUSLÖSEREIZ: NAHRUNGSMITTEL

Schauen wir uns zunächst einmal die Ernährung an. Für gewöhnlich liegt ein sehr schmaler Grat zwischen normaler Nahrungsaufnahme und dem Überessen. Es ist deshalb wichtig, dass du als Erstes herausfindest, welche Nahrungsmittel dich diesen Grat regelmäßig überschreiten lassen. Aus meiner Erfahrung weiß ich, dass besonders stärkehaltige Kohlenhydrate und Einfachzucker wie Nudeln, Brot, Kekse, Kuchen, Chips und Schokolade Essanfälle auslösen. Diese Art der Kohlenhydrate gelangen am schnellsten in die Blutlaufbahn und stimulieren am stärksten unseren Serotonin-, Dopamin- und Endorphinspiegel. Wie bereits erwähnt, sind die wenigsten Menschen süchtig nach Beeren, Fisch oder Brokkoli, weil diese weniger Einfluss auf unseren Hormon- und Neurotransmitterhaushalt haben.

Besonders Menschen, die seit ihrer Kindheit unter einem Dopamin- und Endorphinmangel leiden, sehnen sich nach fettigen und kohlenhydratreichen Speisen, um sich selbst zu medikamentieren. Ohne dass es ihnen bewusst ist, nutzen sie das Essen, um sich zu sedieren, zu entspannen, ihren Stress abzubauen und ihre Stimmung aufzuhellen. So verankern sich diese Lebensmittel als vermeintliche Wohlfühlspeisen in ihrem Nervensystem. Aus diesem Grund ist es auch extrem schwer, sich vorzustellen, diesen Nahrungsmitteln gegenüber abstinent zu werden. Sobald du dir vorstellst, nie wieder Kuchen oder Chips zu essen, löst das mit ziemlicher Sicherheit sofort ein Gefühl der Panik aus.

Süchtige sind davon überzeugt, dass sie ohne ihre »Droge« nicht leben können. Sie sind davon überzeugt, dass ihre Lebensqualität so sehr unter der Abstinenz leiden wird, dass das Leben ohne nicht mehr lebenswert erscheint. Aus meiner Erfahrung mit Tausenden Menschen kann ich dir jedoch versichern, dass genau das Gegenteil der Fall ist. Ich bekomme täglich E-Mails, in denen mir ehemalige Teilnehmer*innen meines Programms berichten, wie glücklich sie sind, dass sie endlich Frieden mit sich und ihrem Essverhalten geschlossen und sich von ihrer Sucht befreit haben. Sie sprechen davon, wie frei und unbeschwert sie sich endlich fühlen, und oft berichten sie, dass sie sich so fühlen, als hätte ihr richtiges Leben gerade erst begonnen. Es ist mir in meiner ganzen beruflichen Laufbahn noch nie passiert, dass jemand gesagt hat, dass er sich sein altes, von der Sucht bestimmtes Leben zurückwünscht. Wenn dich uneingeschränktes und maßloses Essen von Kuchen, Chips oder Schokolade glücklich machen würde, dann wärst du jetzt in diesem Moment bereits glücklich und würdest wohl kaum dieses Buch in Händen halten.

Heilung geht immer mit einer gewissen Form von Einschränkung einher. Was der Süchtige jedoch meistens nicht sieht, ist, dass das Suchtverhalten selbst viel größere Einschränkungen mit sich bringt. Du kannst dir aussuchen, ob du dich in deiner Ernährung leicht einschränken und dafür ein uneingeschränktes, freies und unbeschwertes Leben genießt oder ob du uneingeschränkt alles in allen Mengen weiter essen willst und dafür mit den Einschränkungen bezahlst, die die Sucht mit sich bringt.

»Choose Your Pain –
Or Your Pain Will Choose You«

(SPRICHWORT)

Mit welcher Einschränkung es Menschen langfristig besser geht, sehe ich täglich in meiner Arbeit als Coachin. Um dir darüber bewusst zu werden, mit welcher Einschränkung du persönlich besser leben kannst, solltest du die nachstehenden drei Punkte reflektieren.

1. Auslöser

Als Erstes solltest du herausfinden, welche Lebensmittel dein Suchtverhalten auslösen. Statt pauschal von Anfang an zum Beispiel zu sagen, ich esse grundsätzlich keinen Zucker mehr, analysiere genau, ob es wirklich der Zucker ist oder ob es lediglich bestimmte zuckerhaltige Lebensmittel sind. Ich kenne Menschen, die ohne Probleme in Maßen mal ein Eis oder Schokolade essen können, bei denen jedoch bei Kuchen der Verstand aussetzt – oder andersrum. Vielleicht verlierst du auch gar nicht bei Zucker die Kontrolle, sondern eher bei Brot, Nudeln, Nüssen oder Chips.

Auch wenn es sein kann, dass einfach alles mit zu viel Zucker, Fett oder Salz dein Suchtverhalten triggert, ist ein von vornherein pauschales Vorgehen nicht empfehlenswert. Eine Feinjustierung ist auf jeden Fall die Zeit und Mühe wert. Denn solltest du herausfinden, dass das Suchtverhalten lediglich durch gewisse Lebensmittel ausgelöst wird, würdest du dein Leben mit einem generellen Verbot unnötig erschweren.

Es lohnt sich hier, über das Versuch-und-Irrtum-Prinzip neugierig die Auslöser zu erforschen. Ich bin ein großer Fan dieser Herangehensweise, bei der verschiedene Wege ausprobiert werden, um ein Ziel zu erreichen. Wichtig ist, dass bei diesem Vorgehen Fehlschläge als Teil der Lösung in Kauf genommen und sogar als Teil der Lösung angesehen werden. Das entspricht meiner generellen Lebensphilosophie. Ich persönlich betrachte Fehler in allen Lebensbereichen immer als Teil der Lösung, weil sie mir die Möglichkeit eröffnen, zu lernen. Beobachte also neugierig dein Essverhalten und identifiziere die Lebensmittel, die das Suchtverhalten bei dir auslösen. Vielleicht stellst du fest, dass die Einschränkung gar nicht so groß ist, wie du bisher angenommen hast.

2. Einschränkungen durch das Suchtverhalten

Als Nächstes solltest du dir die Einschränkungen, die dir dein Suchtverhalten auferlegt, noch einmal ganz klar vor Augen führen. Damit hast du ja bereits im letzten Schritt begonnen. Da das abhängige Gehirn jedoch dazu neigt, falsche Prioritäten zu setzen, und ständig versucht, dich von den Vorteilen der Sucht zu überzeugen, ist es wichtig, sich die Nachteile so oft wie möglich ins Bewusstsein zu rufen. Immer wieder zu sehen, dass du bereits eingeschränkt lebst, kann dir helfen, die Einschränkungen beim Essen nicht mehr so schwer zu gewichten.

3. Innerer Widerstand

Durch die Stigmatisierung übergewichtiger Menschen in unserer Gesellschaft und die destruktive Eigenschaft von Menschen, sich ständig zu vergleichen, entwickeln viele Betroffene einen inneren Widerstand gegen Einschränkungen bei der Nahrungsaufnahme. In meinen Coachings stellt sich oft heraus, dass Menschen sich aus Prinzip beim Essen nicht einschränken wollen, weil es sich unbewusst so anfühlt, als würden sie damit den falschen Schönheitsidealen unserer Gesellschaft zustimmen. Unbewusst entwickelt sich in ihnen ein kleiner trotziger Rebell, der sagt: »Ich bin gut, so wie ich bin, die Gesellschaft liegt falsch.«

Mit beiden Argumenten liegt ihr innerer Rebell genau richtig, geblendet von seinem Zorn erkennt er jedoch nicht, dass er mit seiner Rebellion nicht der Gesellschaft, sondern sich selbst schadet. Du stellst nicht deine Ernährung um, um einem Schönheitsideal zu entsprechen, sondern um dich von einer destruktiven Verhaltensweise zu befreien, die dich davon abhält, zu erkennen, wer du wirklich bist. Du möchtest heilen, um zu erfahren, welches Potenzial freigesetzt wird, sobald du nicht mehr deine ganze Energie darauf verwenden musst, deine Überlebensstrategie anzuwenden. Du nimmst nicht ab, um »schön« zu sein, sondern um frei, gesund und du selbst zu sein. Du stellst deine Ernährung nicht um, um anderen Menschen etwas zu beweisen, sondern um die Verantwortung und Kontrolle über dein eigenes Leben zu übernehmen.

Der innere Rebell ist zudem oft wütend, weil er sich mit anderen vergleicht und es ungerecht findet, dass andere Menschen sich bei der Ernährung scheinbar nicht einschränken müssen und vermeintlich essen können, was sie wollen, ohne dabei zuzunehmen. Bei dieser Logik handelt es sich jedoch um einen Trugschluss. Wenn ein anderer Mensch mit ähnlichen Proportionen wie den deinen ab morgen dein Ess- und Bewegungsverhalten exakt kopieren würde, würde er in kurzer Zeit dasselbe Gewicht erreichen wie du. Tatsache ist, dass jeder Mensch zunimmt, wenn er mehr Kalorien zu sich nimmt, als er verbraucht. Das ist ein Naturgesetz, an dem es nichts zu rütteln gibt. Andere Menschen können also auch nicht mehr essen als du, ohne dabei zuzunehmen oder krank zu werden. Es mag sein, dass du Menschen sagen hörst: »Ich kann essen, was ich will, ich nehme einfach nicht zu.« Und das mag auch so sein. Der Unterschied liegt jedoch nicht an ihrem Stoffwechsel oder an ihren Genen, sondern an ihrem WOLLEN. Sie haben einfach ein anderes Bedürfnis nach Essen als du. Logisch, denn nicht jeder Mensch nutzt das Essen zusätzlich zur Nahrungsaufnahme als Überlebensstrategie und Gefühlsventil. Ein Mensch, bei dem sich das Essen emotional verknüpft hat und der sich ein Leben lang auf größere Mengen konditioniert hat, hat ein anderes Bedürfnis nach Nahrung als jemand, bei dem das nicht der Fall ist.

Dein Wollen ist also ein anderes als das eines Menschen, der nicht süchtig ist. Das heißt aber nicht, dass diese Menschen nicht auch ihr eigenes Päckchen zu tragen haben. Mag sein, dass sie in ihrem Essverhalten unbeschwert sind, doch vielleicht gewöhnen sie sich gerade das Rauchen, Trinken, Spielen, Arbeiten, Daten, Shoppen, Streiten oder andere destruktive Verhaltensweisen ab. Vielleicht leiden sie an Allergien, Diabetes, MS, Arthrose, Krebs, Migräne, Magengeschwüren, Verdauungsproblemen, Depressionen, Panikattacken, Zwängen, Ticks, Schlafstörungen usw. Wenn Menschen sich vergleichen, tun sie das immer sehr eindimensional.

Ja, es mag dir unfair erscheinen, dass du in deiner Kindheit nicht das bekommen hast, was du gebraucht hättest, und deshalb eine Überlebensstrategie entwickeln musstest, die dich heute stark einschränkt und deren Überwindung dich viel Kraft kostet. Aber ist es nicht auch unfair, blind oder mit einem Herzfehler zur Welt zu kommen, ein Bein oder einen geliebten Menschen zu verlieren oder in einem Land geboren zu werden, in dem Krieg herrscht? Das Leben ist für niemanden immer nur einfach und schön. Wir unterliegen alle dem Gesetz der Polarität, welches besagt, dass alles auf dieser Welt von dualer Natur ist. Es gibt immer zwei Pole, die sich gegenseitig bedingen. Mit unserem menschlichen Bewusstsein können wir das Leben auf der Erde nur innerhalb von Gegensätzen erfahren. Aus diesem Grund machen wir alle sowohl »gute« als auch »schlechte« Erfahrungen. Prinzipiell sind diese dualen Erfahrungen jedoch weder positiv noch negativ, sondern einfach nur gegensätzlich. »Gut« und »schlecht« ist lediglich unsere Interpretation.

Anstatt also dagegen zu rebellieren, dass du aufgrund deiner frühkindlichen Verletzungen eine Esssucht entwickelt hast, solltest du dich zunächst deinem Schicksal ergeben. Um zu heilen, musst du die Realität annehmen und aufhören, dir zu wünschen, dass die Realität anders wäre, als sie ist. Sich gegen Tatsachen zu wehren bringt nichts als Kummer, Stress, Wut und Zorn. Die Zeit und Energie, die wir darauf verwenden, mit der Realität zu streiten, ist ungefähr so verschwendet, wie wenn du versuchst, einer Kuh das Bellen beizubringen. Egal wie oft du es versuchst, am Ende wird die Kuh dich doch wieder ansehen und Muh sagen.

Die Realität ist, dass du aufgrund deiner Erfahrungen eine Esssucht entwickelt hast. Nichts steht deiner Heilung so sehr im Weg wie der Widerstand gegen die Realität. Solange du mit der Realität streitest, kannst du nur verlieren. Und woher willst du überhaupt wissen, dass die Dinge wirklich nicht so sein sollen, wie sie sind? Du solltest darauf vertrauen, dass alles genau richtig ist, so wie es ist. Um dich selbst zu erkennen und zu wachsen, brauchst du alle Erfahrungen, nicht nur die schönen. Ohne Dunkelheit kann es kein Licht geben. Und wie kann die Dunkelheit etwas Schlechtes sein, wenn sie uns erst die Wahrnehmung des »Guten« (Licht) ermöglicht?

Vertraue darauf, dass alles dem Gesetz der Polarität unterliegt, und sei neugierig darauf, was die wunderbare Kehrseite der Esssucht ist. Hinter der Sucht versteckt sich große Freude, Freiheit, Liebe und Weisheit. Du musst dir nur erlauben hinzuschauen. Jedes Ende ist der Anfang von etwas Neuem. Jeder Verlust ist gleichzeitig ein Gewinn und jede Einschränkung geht mit einer neuen Form von Freiheit einher. Dir über deine unbewussten Widerstände bewusst zu werden, hilft dir, dein abstinentes Leben weniger als Einschränkung zu empfinden.

AUSLÖSEREIZ: RITUALE UND GEWOHNHEITEN

Neben bestimmten Lebensmitteln können auch gewisse Rituale oder Gewohnheiten deine Esssucht regelmäßig triggern. Vielleicht hast du es dir zur Gewohnheit gemacht, dich jeden Abend nach der Arbeit mit Chips und Schokolade vor dem Fernseher zu überessen. Vielleicht nimmst du dir auch gewohnheitsmäßig immer einen Nachschlag, ohne zu überprüfen, ob du überhaupt noch Hunger hast. Sobald sich nach der zweiten Portion dieses übersättigte Gefühl einstellt, denkst du »jetzt ist auch schon egal« und es folgen weitere Portionen oder Süßigkeiten zum Ausgleich des herzhaften Geschmacks. Oder zieht es dich als kleine Pause von der Arbeit regelmäßig vor den Kühlschrank? Was mit einer kleinen Scheibe Käse als Zwischensnack anfängt, endet regelmäßig in einem Essanfall? Vielleicht greifst du aber auch im Supermarkt wie ferngesteuert zu den Lebensmitteln, die du besser vermeiden solltest, und schaffst es nicht, diese im Regal stehen zu lassen? Sogar ganze Beziehungen und Freundschaften können auf Ritualen rund um das Essen aufgebaut sein.

Welche Rituale oder Gewohnheiten Suchtverhalten begünstigen, ist von Mensch zu Mensch unterschiedlich. Deshalb ist es wichtig, dass du die Gewohnheiten und Rituale ausfindig machst, die dich persönlich regelmäßig zu Essanfällen verleiten. Sobald du diese enttarnt hast, heißt es auch hier einmal mehr Abschied nehmen. Wie ich bereits erwähnt habe, weisen die Menschen die stärkste Disziplin auf, die am wenigsten von ihr Gebrauch machen. Die Abstinenz wird dir leichter fallen, sobald du eine neue Umgebung erschaffst und subtilen Auslösereizen aus dem Weg gehst.

Etabliere neue Routinen. Statt während der Arbeit zum Kühlschrank zu gehen, um dir eine Pause zu gönnen, mach einen Spaziergang, eine Atemübung, ruf eine Freundin an oder lenk dich von mir aus kurz mit ein paar inspirierenden Posts auf Instagram ab. Meide jedoch um jeden Preis den automatisierten Gang zum Kühlschrank.

Wenn du jeden Tag auf der Couch Süßigkeiten isst und Netflix schaust, suche dir einen neuen Ort in deiner Wohnung, um zu entspannen. Lass dir regelmäßig eine Badewanne ein und lies ein Buch. Richte dir ein Zimmer ein, in dem du malst, musiziert, liest, schreibst, meditierst oder strickst. Meide jedoch um jeden Preis die Couch, denn diese ist zu sehr mit dem Essen verknüpft.

Statt dir in der Küche einen Nachschlag zu holen, bevor du überhaupt weißt, ob du noch hungrig bist, geh ins Bad und putz dir die Zähne oder mach einen Verdauungsspaziergang. Verlasse in jedem Fall den Ort des Geschehens, um der Versuchung leichter zu widerstehen.

Wenn du immer im gleichen Supermarkt einkaufen gehst und dort wie ferngesteuert zu genau den Lebensmitteln greifst, die dein Suchtverhalten auslösen, probiere einen neuen Laden aus. Wenn dein Gehirn nicht automatisch weiß, wo die verführerischen Lebensmittel zu finden sind, ist es einfacher, bewusste Entscheidungen zu treffen.

Wenn du mit Freunden regelmäßig kochst oder in Restaurants gehst, schlage neue Aktivitäten vor, um Zeit miteinander zu verbringen. Ein Spieleabend, ein Saunabesuch, ein gemeinsamer Spaziergang oder ein Theaterbesuch können genauso verbinden und Spaß machen wie ein gemeinsames Essen.

Sobald du deine vertrauten Rituale hinter dir lässt, lässt du gleichzeitig auch die Neigung zu bestimmten Verhaltensweisen hinter dir. Ich weiß, wie schwierig sich das im Moment für dich anhört. Wir Menschen sind Gewohnheitstiere und lieben unsere Rituale. So wie das süchtige Gehirn sich kein Leben ohne seine »Droge« vorstellen kann, so kann es sich auch kein Leben ohne seine Rituale vorstellen. Die gute Nachricht ist, dass du auch nicht auf Rituale und Gewohnheiten in deinem Leben verzichten musst. Sondern du darfst neue gesunde Rituale etablieren, die du meistens schon nach kurzer Zeit genauso lieben wirst wie deine alten. Meistens fehlt uns nämlich gar nicht der Inhalt unserer Gewohnheit, sondern einfach nur die Gewohnheit an sich.

Sobald wir Verhaltensweisen wiederholen, schaffen wir Nervenbahnen in unserem Gehirn, die mit jeder Wiederholung gestärkt werden. Dieser Weg ist wie ein Pfad, der sich mit jeder Wiederholung klarer ausprägt. Als du zum ersten Mal einen Computer oder ein Smartphone benutzt hast, warst du sehr wahrscheinlich ziemlich langsam und musstest dich sehr konzentrieren. Aufgrund der regelmäßigen Nutzung laufen diese Prozesse mittlerweile ganz automatisch. Genau aus diesem Grund liebt dein Gehirn auch Gewohnheiten, denn es muss sich dabei einfach weniger anstrengen. Alles, was den Status einer Gewohnheit annimmt, bedeutet für unser Gehirn »Freizeit«, und natürlich lässt es sich diese nicht gern nehmen. Aus diesem Grund hält dein Gehirn reflexartig an Gewohnheiten fest. Wenn wir es jedoch schaffen, gewohnheitsmäßige Verhaltensweisen eine Weile nicht mehr auszuführen, verkleinern sich die Pfade in unserem Gehirn auch wieder. Gleichzeitig führen neue Gewohnheiten zu neuen Pfaden.

Wir können jedes Verhalten zu einer Gewohnheit machen. Egal, was du heute anfängst, regelmäßig zu tun, wird langfristig zu einer Gewohnheit werden, die dein Gehirn zukünftig genauso zelebrieren wird wie die alten. Du kannst dein Gehirn also neu vernetzen und so einen neuen Umgang mit dem Essen erlernen. Um dort hinzukommen, musst du dir jedoch die Chance geben, neue Rituale zu etablieren, und das gelingt dir am besten, wenn du deine alten Gewohnheiten durch Dinge ersetzt, die dir grundsätzlich Freude bereiten.

Erstelle eine Liste der Gewohnheiten und Rituale, die regelmäßig Essanfälle auslösen, und überlege dir, welche neuen Gewohnheiten du etablieren kannst, um diesen Auslösern zukünftig aus dem Weg zu gehen.

Wenn du in das Thema Gewohnheiten tiefer eintauchen möchtest, empfehle ich dir mein Buch »Deine Gefühle wiegen mehr als du denkst«. Dort gehe ich sehr ausführlich auf das Thema ein.

Podcastempfehlung:

Den Podcast findest du unter dem Namen »Lifestyle schlank« auf allen Podcast-Apps und auf meiner Webseite shinecoaching.de.

02 Wie Gewohnheiten entstehen und was ein neuer Lifestyle mit der Lösung zu tun hat

AUSLÖSEREIZ: EMOTIONALE STRESSOREN

Nicht umsonst spricht man im Zusammenhang von Esssucht auch von emotionalem Essen. Stress ist einer der Hauptfaktoren, die Suchtverhalten und Rückfälle auslösen. Um nachhaltige Heilung zu erfahren, müssen wir uns deshalb auch von allen toxischen Belastungen lösen, die unser

Suchtverlangen verstärken. Denn Sucht ist oft ein fehlgeleiteter Versuch, unser Stresslevel zu reduzieren. Auf kurze Sicht hilft dir das Essen zwar, dich zu entspannen. Langfristig entwickelt sich das Suchtverhalten selbst jedoch zu einem eigenständigen und zusätzlichen Stressfaktor. Ein langfristiger und ganzheitlicher Heilungsansatz muss deshalb auch auf die emotionalen Stressoren eines Menschen eingehen.

Jeder, der die Oberhand über seine Sucht gewinnen will, muss bereit sein, ehrlich und offen den emotionalen Stressoren am Arbeitsplatz, in der Beziehung oder in anderen Lebensbereichen ins Gesicht zu sehen. Es ist unmöglich, den Entzündungsherd der Sucht zu kühlen, wenn wir ihn durch chronischen Stress immer wieder erhitzen.

Was als Stress empfunden wird und was nicht, ist von Mensch zu Mensch unterschiedlich. Dabei kommt es immer darauf an, wie der Mensch eine Situation wahrnimmt und bewertet. Auch in diesem Zusammenhang gilt mein Lieblingsspruch: Nichts hat irgendeine Bedeutung, außer der Bedeutung, die wir den Dingen geben. Demnach hängt das Ausmaß unseres Stresses weniger von äußeren Umständen ab als vielmehr davon, inwiefern wir in der Lage sind, emotional für uns zu sorgen. Menschen, die in ihrer Kindheit emotional vernachlässigt wurden, haben genau das nie gelernt. Aufgrund von gescheiterten Co-Regulationserfahrungen, die wir bereits im Kapitel über die Veranlagung von Sucht besprochen haben, lernen Betroffene als Kind nicht, ihre Gefühle selbst zu regulieren. Stattdessen entwickeln sie Überlebensstrategien wie Verdrängung, Perfektionismus, Schönheitswahn, Harmoniestreben und Überanpassung, Helfersyndrom, Kontrollstreben, Angriff und Attacke, Rückzug und Flucht, Narzissmus und Sucht.

Der Begriff Überlebensstrategie suggeriert bereits den enormen Stress, der mit dem Ausführen dieser Strategien einhergeht. Menschen, die nicht gelernt haben, ihre eigenen Bedürfnisse und Emotionen wahrzunehmen, geschweige denn diese auf konstruktive Weise zu regulieren, leben nicht, sondern befinden sich in einem ewigen Kampf ums Überleben. Sie sind ständig damit beschäftigt, Erwartungen zu erfüllen, sich zu verteidigen, schmerzhafte Emotionen zu verdrängen, sich zu verstellen oder zu flüchten. Die einzige Möglichkeit, die sie sehen, um mit diesem enormen Stress umzugehen, ist die Flucht in die Sucht. Solange wir die Sucht als einziges Problem sehen, bedeutet das, dass wir den Kontext ignorieren, der das Suchtverhalten überhaupt erst auslöst. Um Heilung zu erfahren, müssen Betroffene also lernen, ihre eigenen Bedürfnisse und

Gefühle überhaupt erst einmal wahrzunehmen, um sie im Anschluss auf konstruktive Weise zu regulieren.

Im ersten Schritt meines zehnwöchigen Coachingprogramms befassen sich meine Teilnehmer*innen mitunter zum ersten Mal in ihrem Leben mit ihren eigenen Gefühlen und Bedürfnissen, und ich erlebe regelmäßig, wie viel Achtsamkeitstraining es braucht, um diese Abgeschnittenheit, von dem, was uns als Menschen eigentlich ausmacht, zu überwinden. Ein Mensch, der nicht weiß, was er fühlt, weiß gleichzeitig nicht, wer er ist, geschweige denn, was er braucht. Unsere Emotionen sind ein zentraler Bestandteil unseres Seelenlebens, dementsprechend haben wir ohne den Zugang zu unseren Gefühlen auch keinen Zugang zu unserer Seele. Unsere Emotionen sind unser internes Bewertungssystem, das uns hilft, Situationen automatisch einzuschätzen, sodass wir schnell und richtig reagieren können.

In meinen Coachings bezeichne ich Gefühle als Handlungsbedarfssignale: Ein unangenehmes Gefühl ist ein Signal dafür, dass es einer Handlung bedarf. Du kannst dir deine Gefühle wie eine Art Mentor vorstellen, der dir den richtigen Weg aufzeigt. Durch das ständige Ankämpfen gegen deine Gefühle schlägst du diesem Mentor jedoch die Tür vor der Nase zu. Wenn du deinen Gefühlen nicht erlaubst, da zu sein, kannst du die Botschaft dahinter auch nicht verstehen und bist somit handlungsunfähig.

Wenn du aufgrund deines Helfersyndroms zum Beispiel permanent im Stress bist, wäre eine mögliche Botschaft der Emotion Stress: Kümmere dich zunächst so lange um dich selbst, bis du so viel Kraft hast, dass du auch anderen helfen kannst. Anstatt jedoch diese Botschaft zu hören und nach ihr zu handeln, betäubst du deinen Stress mit übermäßigem Essen. Das verschafft dir zwar kurzzeitig Erleichterung, aber schon kurze Zeit später führt dieses Verhalten zu körperlichem und psychischem Unwohlsein, welches dein Stresslevel weiter erhöht. Mit dieser Vorgehensweise veränderst du also nicht nur nichts an der Ursache deines erhöhten Stresslevels (Helfersyndrom), sondern trägst zusätzlich zu weiterem Stress bei. Und weil du nicht gelernt hast, deinen Stress zu regulieren, löst der zusätzliche Stress erneut Suchtverhalten aus. Ein endloser Teufelskreis.

Ein großer Teil meiner Arbeit besteht darin, meine Klient*innen dabei zu unterstützen, die emotionalen Stressoren in ihrem Leben ausfindig zu machen und zu reduzieren. Immer wieder bekomme ich noch lange nach

Abschluss meines Programms Nachrichten von ehemaligen Teilnehmer*innen, die mir stolz und glücklich berichten, dass sie sich endlich aus einer toxischen Beziehung gelöst haben, sich getraut haben, beruflich neue Wege zu gehen oder sich einen lang ersehnten Traum zu erfüllen. Das sind Nachrichten, die mein Herz höherschlagen lassen, weil ich weiß, wie wichtig diese mutigen Entscheidungen sind, um dauerhafte Abstinenz zu ermöglichen.

Auf der anderen Seite ist kein Mensch der Welt in der Lage, alle Stressoren aus seinem Leben zu entfernen. Deshalb fokussiert sich der andere Teil meiner Arbeit darauf, mit meinen Klient*innen neue Strategien zu entwickeln, um den übrig gebliebenen Stressoren auf eine gesunde Art und Weise zu begegnen. Gern würde ich dir an dieser Stelle einige Tipps geben, wie du in beiden Fällen vorgehen kannst. Da es sich dabei jedoch um ein sehr komplexes Thema handelt, würde das den Rahmen dieses Buches sprengen. In meinen vorherigen Büchern und auch in meinem Online-Programm gebe ich dir jedoch konkrete Tipps, Übungen und Anleitungen zu diesem Thema an die Hand.

FAZIT – DEFINIERE DEINE FORM DER ABSTINENZ

Ein abstinentes Leben verlangt, dass ein süchtiger Mensch nicht nur seine »Droge«, das Essen, sondern auch die Gewohnheiten, Rituale, Gefühle und Orte rund um die Droge herum aufgibt. Einmal mehr erfordert die Befreiung von der Sucht Achtsamkeit: Achtsamkeit für die Nahrungsmittel, Rituale und Gewohnheiten, die den Süchtigen dazu verleiten, impulsgesteuert zu handeln, aber auch Achtsamkeit den eigenen Gefühlen und Bedürfnissen gegenüber. Um Heilung zu erfahren, muss der Süchtige den Gesamtkontext, in dem das Suchtverhalten auftritt, erkennen und verändern.

SCHRITT 7: VERSCHALTE DEIN GEHIRN NEU

Wie du bereits erfahren hast, ist das Bedürfnis nach Lustbefriedigung eines unserer menschlichen Grundbedürfnisse. Wir sind genetisch darauf ausgelegt, Freude im Leben zu suchen und Schmerz zu vermeiden. Sich hin zu Vergnügen und weg von Schmerz zu bewegen, ist ein menschlicher Überlebensinstinkt. Jedes Mal, wenn wir etwas finden, das uns Freude bereitet, macht sich unser Gehirn auf die Suche nach dem Auslöser für diese Freude. Sobald es den Auslöser gefunden hat, wird es uns beim nächsten Mal daran erinnern, wenn es der Meinung ist, wir könnten mal wieder etwas Freude gebrauchen. Niemals vergisst dein Gehirn den Dopamin- und Endorphinrausch, den es erfahren hat, als du zum ersten Mal Schokolade, Kuchen oder Eis gegessen hast. Es hat gelernt, dass der Verzehr von diesen Lebensmitteln Freude bedeutet, und wird dich in Zukunft regelmäßig davon überzeugen wollen, diese Lebensmittel erneut zu konsumieren. Genauso verhält es sich mit Schmerz. Sobald wir körperlichen oder psychischen Schmerz erfahren, sucht unser Gehirn den Auslöser dafür und speichert ihn als Gefahr ab. Dieses Vorgehen kennst du, wenn du dir zum Beispiel schon mal den Magen verdorben hast. Sobald du einmal aufgrund eines bestimmten Lebensmittels eine Nacht über der Kloschüssel verbracht hast, wird dein Gehirn dieses Lebensmittel in Zukunft tunlichst meiden. Allein der Geruch oder der Gedanke daran reicht aus, um erneut Übelkeit zu empfinden.

Dein Gehirn ist also darauf programmiert, dich kontinuierlich weg von Schmerz und hin zu Freude zu navigieren. Aus diesem Grund verknüpfen sich bereits in jungen Jahren Schmerz und Freude mit gewissen Lebensmitteln, Verhaltensweisen oder Aufgaben und nehmen dementsprechend Einfluss auf deine Prioritäten als erwachsener Mensch.

Das Problem ist, dass wir diese Konditionierungen meist gar nicht bewusst wahrnehmen, uns jedoch unbewusst wie ferngesteuert von diesen treiben lassen. Nichts beeinflusst uns mehr als das, was wir mit Schmerz und Freude assoziieren. Und weil wir instinktiv und unbewusst versuchen, Schmerzen zu vermeiden und auf der anderen Seite Freude zu erleben, sind wir anfällig für Dinge, die uns lediglich kurzfristig ein gutes Gefühl verschaffen. Die langfristige Perspektive lassen wir in vielen Fällen gern außer Acht. Das ist der Grund, weshalb wir Menschen rauchen, übermäßig essen, trinken oder Drogen nehmen. Rational wissen wir, dass diese Dinge nicht gut für uns sind, wir können trotzdem nicht davon lassen, weil wir dadurch kurzfristig Freude erleben oder unseren Schmerz lindern können. Unser Verstand sagt uns zwar, dass die Schokolade nicht gut für uns ist, die positiven Gefühle, die wir jedoch mit der Schokolade verknüpft haben, machen es uns unmöglich, auf die Schokolade zu verzichten. Die entstandenen Neuroassoziationen sind stärker als unsere Willenskraft und Disziplin.

Um Heilung zu erfahren, solltest du dir über die entstandenen Verknüpfungen bewusst werden und anfangen, bewusst und willentlich neue Verknüpfungen herzustellen. Wir Menschen besitzen nämlich die einmalige Fähigkeit, Schmerz und Freude mit beliebigen Dingen zu verknüpfen, und du darfst anfangen, diese Gabe bewusst zu deinen Gunsten zu nutzen. Emotional vernachlässigte Kinder fangen früh an, Essen mit Gefühlen wie Liebe, Trost, Sicherheit, Geborgenheit oder Entspannung zu assoziieren. Diese Assoziationen basieren jedoch lediglich auf einer Illusion. Weder liebt dich das Essen, noch kann es dich in den Arm nehmen, um dir Trost oder Geborgenheit zu schenken. Es erledigt auch nicht deine Arbeit oder deinen Haushalt, damit du dich mehr entspannen kannst. Dass du dich während des Essens entspannt, getröstet oder geliebt fühlst, ist lediglich darauf zurückzuführen, dass du während des Essens vermehrt Dopamin und Endorphine ausschüttest. Du sehnst dich also eigentlich gar nicht nach dem Essen, sondern danach, deinen Dopamin- und Endorphinmangel auszugleichen.

Die gute Nachricht ist, Dopamin und Endorphine werden nicht nur beim Essen ausgeschüttet. Bei welchen Aktivitäten ein Mensch Dopamin und Endorphine ausschüttet, kommt auf seine individuellen Erfahrungen und Prioritäten an. Ein Supermodel verknüpft zum Beispiel mehr Schmerz damit, ihre Konfektionsgröße und damit ihren Job zu verlieren, als dass sie Freude mit dem Essen verbindet. Seinen beruflichen Erfolg mit dem Verzicht von gewissen Lebensmitteln zu verknüpfen, haben ihm ermöglicht, sich jahrelang an einen strengen Ernährungsplan zu halten. Statt seinen Fokus auf den Verzicht zu richten, fokussiert es sich darauf, was es durch eine gesunde und kalorienarme Ernährung bekommt. Sein beruflicher

Erfolg stellt schlichtweg eine größere Dopaminquelle dar als der Verzehr von Fast Food.

Das Gleiche gilt für Spitzensportler, auch sie verbinden den Verzicht von gewissen Nahrungsmitteln nicht mit Schmerz, sondern damit, sportliche Erfolge zu erzielen. Vegetarier assoziieren zum Beispiel großen Schmerz mit dem Verzehr von Fleisch. Aus diesem Grund hörst du auch nie, dass Vegetarier sich darüber beschweren, dass sie kein Fleisch essen dürfen. Ich habe auch noch nie einen Muslim sagen hören, dass ihm der Verzicht von Schweinefleisch schwerfällt. Auch das ist kein Wunder, denn Muslime betrachten Schweine als schmutzige Tiere und diese Assoziation führt dazu, dass sie freiwillig gern verzichten.

Assoziationen können sich auch oft von einem Moment auf den anderen ändern. Während ich zum Beispiel beim Surfen auf meine Dopaminkosten komme, würde ein Mensch, der sich vor dem Meer fürchtet, wohl eher Stresshormone ausschütten. Wenn es dieser Mensch jedoch schaffen würde, seine Ängste zu überwinden, würde es ihm eines Tages wahrscheinlich ähnlich ergehen wie mir. Andersherum könnte ein schwerer Surfunfall bei mir dafür sorgen, dass die Glückshormonzufuhr beim Surfen in Zukunft ausbleibt. Auch dein Appetit auf gewisse Speisen kann sich von einem auf den anderen Moment ändern. Stell dir vor, du sitzt hungrig im Restaurant und wartest sehnsüchtig auf die Pizza, die du bestellt hast. Endlich siehst du in der Ferne den Kellner mit deiner Pizza in der Hand aus der Küche kommen. Nur die Vorstellung, gleich in den knusprigen Teig zu beißen und den zerlaufenen Käse auf der Zunge zu spüren, lässt dir das Wasser im Mund zusammenlaufen. Während der Kellner deinem Tisch immer näher kommt, bleibt er plötzlich stehen und niest einmal quer über deine Pizza. Du beobachtest, wie sich Spucke und etwas Schleim auf deiner Pizza verteilen. So verliert die Pizza, die du eben noch mit Genuss, Freude oder Geborgenheit assoziiert hast, plötzlich von einer Sekunde auf die andere ihre Attraktivität. Du siehst also, wie schnell sich alte Verknüpfungen auflösen und gleichzeitig neue Verknüpfungen entstehen können.

Dieses Phänomen kannst du dir in Zukunft bewusst zunutze machen. Du kannst lernen, deine Gefühle und Assoziationen rund um gewisse Lebensmittel zu verändern, sodass sie immer mehr an Attraktivität verlieren. Anstatt Schmerz mit Verzicht von Schokolade, Kuchen oder Pommes zu assoziieren, kannst du lernen, dich auf die Freude und Erleichterung zu fokussieren, die mit diesem Verzicht einhergehen. Du kannst zum Beispiel lernen, Freude damit zu verknüpfen, zu beobachten, wie diese Lebensmittel in deinem Leben mit der Zeit immer mehr an Bedeutung verlieren. Verknüpfe die Lebensmittel, auf die du in Zukunft verzichten möchtest, mit dem Schmerz, den du aufgrund ihres regelmäßigen Verzehrs in deinem Leben erleiden musstest. Mach dir lebhaft bewusst, wie viel Leid du aufgrund ihres Konsums täglich erfährst. Gleichzeitig solltest du einen gesunden, fitten Körper, ein gestärktes Selbstvertrauen, körperliches Wohlbefinden und mentale Freiheit mit ganz viel Freude aufladen. Entscheide dich dafür, neue Prioritäten zu setzen. Dein Wunsch, suchtfrei, gesund und normalgewichtig zu sein, muss größer sein als dein Wunsch, Kuchen, Pommes oder Schokolade zu essen.

Nun möchte ich dir noch ein paar konkrete Techniken mit auf den Weg geben, um dich dabei zu unterstützen, alte Verknüpfungen aufzulösen und neue Verknüpfungen herzustellen.

VISUALISIERUNG – DIE MACHT DER VORSTELLUNGSKRAFT

Dir fällt es so schwer, auf gewisse Speisen oder Verhaltensweisen zu verzichten, weil du diese mit falschen Gefühlen assoziiert hast. Wenn wir diese Gefühle verändern möchten, müssen wir zunächst einmal die inneren Bilder verändern, die diese Gefühle in uns auslösen. Unser Gehirn und das Nervensystem reagieren auf mentale Bilder, unabhängig davon, ob das Bild in uns selbst entstanden ist oder aus der Außenwelt stammt. Jedes Bild, das vor deinem inneren Auge entsteht, nutzt dein Unterbewusstsein als Gebrauchsanweisung. Sobald du deinem Unterbewusstsein ein Bild gibst, wird es sofort alle ihm zur Verfügung stehenden Mittel einsetzen, um dieses Bild Realität werden zu lassen. Deshalb wird im Kino, kurz bevor der Eismann kommt, auch Werbung mit verführerischen Bildern von Eis gezeigt. Denn sobald dieses Bild erst einmal in deinem Kopf ist, wird dein Unterbewusstsein alles tun, damit du dieses Eis bekommst.

Das Gleiche gilt auch für innere Bilder. Wenn du zum Beispiel traurig bist und dir vorstellst, wie es dir besser gehen würde, wenn du jetzt Schokolade essen würdest, wird dein Unterbewusstsein dafür sorgen, dass du schnellstmöglich Schokolade isst. Andere Menschen denken in der gleichen Situation vielleicht »Mir geht es so schlecht, ich krieg jetzt keinen Bissen runter«, und auch hier wird das Unterbewusstsein dafür sorgen, dass sie recht behalten. Anders als dein bewusster Verstand stellt dein Unterbewusstsein nichts infrage, sondern reagiert einfach nur auf die Informationen, die es erhält. Erzähl deinem Unterbewusstsein zum Beispiel, dass du gerade eine Zitrone isst, und es wird dies nicht infrage stellen. Es denkt nicht: »Wie? Hä? Aber wieso, du isst doch gar keine Zitrone, warum sollte ich dann Speichel produzieren?« Das menschliche Gehirn kann nicht zwischen Realität und Imagination unterscheiden, deshalb produzierst du bereits bei dem Gedanken an eine Zitrone Speichel. Unsere Gedanken spiegeln nicht die Realität wider, sondern erschaffen sie. Nur der Gedanke an eine Zitrone wirkt sich in der Realität auf deinen Körper aus.

Aus demselben Grund konnte man bei Sportlern physische Veränderungen ihrer Muskulatur feststellen, obwohl sie Bewegungsabläufe lediglich mental mit der Technik des Visualisierens trainierten. [33] Um meine Klient*innen dabei zu unterstützen, sich diese Eigenschaft des Unterbewusstseins zunutze zu machen, arbeite ich in meinen Coachings viel mit Mentaltechniken wie hypnotherapeutischen Audios, geführten Meditationen, Affirmationen und Visualisierung.

Um auch dich bei der Neuvernetzung von Schmerz und Freude zu unterstützen, stelle ich dir eine Audio-Visualisierungsübung zur Verfügung. Mach diese Übung so oft wie möglich, damit du verstärkt Schmerz mit deinem Suchtverhalten und gleichzeitig mehr Freude mit Vorteilen deiner Abstinenz verknüpfst. Je lebhafter du dir etwas vorstellst, desto schneller reagieren dein Geist und dein Körper.

Mentalübung Schmerz und Freude

Du findest die Mentalübung als Gratis-MP3-Download auf meiner Website: https://shinecoaching.de/audio-uebungendeininnereskindwillsattwerden/
Nutze für den Download bitte das Passwort: LSSA3.

REBRANDING – GEHIRNWÄSCHE ZU DEINEM VORTEIL

Die Lebensmittel- und Diätindustrie unterzieht uns einer ständigen Gehirnwäsche, die uns dazu verleitet, mit bestem Gewissen die falschen Dinge zu konsumieren. Indem sie Lebensmitteln gesund und natürlich klingende Namen gibt, lässt sie uns glauben, dass wir uns gesund ernähren. Ich habe letztens in einem Supermarkt einen Müsliriegel gesehen, auf dem stand: »natürlich gesund aus besten Schweizer Zutaten«. Dann las ich die Liste dieser Zutaten und stellte fest, dass der Riegel zu 90 Prozent aus Rohrohrzucker bestand. Seit wann wächst in der Schweiz Zuckerrohr?

Wir werden dazu ermutigt, Müsliriegel zu frühstücken, dabei sind sie in Bezug auf den Nährwert auch nichts anderes als ein Schokoriegel. Einen Schokoriegel zum Frühstück würden wir jedoch nie mit einem gesunden Start in den Tag verbinden. Eigentlich ist ein Fertigmüsli am Morgen eine Mischung aus Toxin, Pestizid und Zucker. Je schlechter das Lebensmittel, desto gesünder klingt der Slogan und desto atmosphärischer sind die Bilder auf der Verpackung.

»Milchschnitte schmeckt leicht und belastet nicht.« Wirklich? 30 Gramm Fett und Zucker auf 100 Gramm belasten nicht? Zusätzlich zum Slogan soll uns dann auch das Bild von frischer Milch, frischem Weizen und Honig auf der Verpackung davon überzeugen, wie gesund diese kleine »Milch-Mahlzeit« ist.

Lebensmittelhersteller können ihre Produkte als frisch, rein, natürlich und bekömmlich bezeichnen, auch wenn sie nichts davon sind. Die Beschriftung ist bedeutungslos; es ist die Liste der Zutaten, die die Realität widerspiegelt. Die meisten Lebensmittelhersteller kümmern sich nicht um deine Gesundheit, sie interessieren sich ausschließlich für ihren Gewinn und werden jede irreführende Beschreibung nutzen, um dich vom Kauf ihrer Produkte zu überzeugen. Und dafür müssen sie sich nicht einmal sehr anstrengen. Die Werbung spielt mit unserem Bestreben, Freude zu empfinden und Schmerz zu vermeiden. Sie hat erkannt, dass wir uns mehr von unseren Gefühlen leiten lassen als von unserem Verstand. Aus diesem Grund besteht Werbung meistens auch nicht aus Zahlen, Daten oder Fakten, sondern aus Musik, tollen Farben und emotionalen Bildern. Das Ziel der meisten Werbespots ist nicht, dir die rationalen Vorteile eines Produkts näherzubringen, sondern dir ein positives Gefühl zu verkaufen. Sie versucht, die Emotionen zu beeinflussen, die du mit der Nutzung ihres Produkts verbindest.

Zum Beispiel ist das Bild eines Bauernhofs mit vielen glücklichen Tieren bei den meisten Menschen mit Nachhaltigkeit und Gesundheit verknüpft. Dementsprechend fühlen wir uns gut, wenn wir ein Produkt mit einem solchen Aufdruck kaufen. Menschen sind sehr beeinflussbar und solange wir uns dessen nicht bewusst sind, können wir leicht manipuliert werden. Wir können diese Manipulierbarkeit jedoch auch nutzen, um uns selbst einer Gehirnwäsche zu unterziehen.

Stell es dir so vor: Aufgrund deiner Verschaltungen läuft im Moment vor deinem inneren Auge permanent ein Werbespot, der Schokolade, Kuchen und Pommes bewirbt und dich davon überzeugen will, dass diese Speisen dir dabei helfen, deine Probleme zu vergessen und dich gut zu fühlen. Dadurch haben diese Lebensmittel in deinem Kopf das Image von etwas Unwiderstehlichem. Du solltest deshalb anfangen, diese Lebensmittel zu »rebranden«. Gib ihnen einen neuen »Look«, ein neues »Image«. Ein Image, das nicht dein Verlangen, sondern das Gegenteil fördert. Entwirf innerlich aktiv Bilder, die dir den Appetit auf die Speisen, die du nicht mehr essen möchtest, verderben.

Statt das Image von Cola als erfrischendes Wohlfühlgetränk weiter aufrechtzuerhalten, könntest du Cola beispielsweise als flüssige Osteoporose rebranden. Denn in Wahrheit ist Cola genau das. Cola-Getränke enthalten viel Phosphat und gelten als schädlich für unsere Knochen. Denn Phosphat hindert unsere Knochen einerseits an der Kalziumaufnahme und fördert gleichzeitig dessen Abbau. Damit führt es zu einer Verminderung der Knochendichte und begünstigt somit Osteoporose. Mit solchen neuen Assoziationen kannst du dir die Lust auf gewisse Lebensmittel also selbst verderben. Dafür brauchst du nur das Bild, das du bisher von ihnen hattest, durch ein abschreckendes Bild zu ersetzen.

Was denkst du, warum so viele Menschen Kühe, jedoch keine Pferde oder Hunde essen? Die Antwort lautet: weil das Bild in ihrem Kopf dazu nicht passt. Aus demselben Grund können die meisten Menschen auch keine Kaninchen, Schnecken oder Ratten essen. Kaninchen sind zu süß, Schnecken zu schleimig und Ratten zu dreckig. Viele haben auch kein Problem, Schwein oder Rind zu konsumieren, können jedoch kein Ferkel oder Kalb essen. Warum? Weil sie dabei vor ihrem inneren Auge ein Baby sehen. Ähnlich ergeht es auch Vegetariern, auch sie sehen kein Steak oder Kotelett auf ihrem Teller, sondern ein geschlachtetes Tier.

Gerne können wir gemeinsam einen kleinen Test machen. Denk dafür an etwas, das du nicht gern isst. Nun analysiere, welches Bild in deinem Kopf mit dieser Speise verknüpft ist. Du wirst feststellen, dass du diese Speise meidest, weil dich das Bild dazu abschreckt. Solange das Bild in deinem Kopf nicht attraktiv ist, entwickelst du auch kein Verlangen. Dieses Phänomen kannst du nutzen, um dein Bedürfnis nach gewissen Lebensmitteln zu verändern. Anstatt dir Speisen von der Lebensmittelindustrie als gesund und von dir selbst als Lösung deiner Probleme verkaufen zu lassen, fang an, sie ganz nüchtern als das zu sehen, was sie sind. Anstatt sie als Trost, Belohnung oder Entspannung zu sehen, schau einmal auf die Inhaltsstoffe und mach dir bewusst, was sie wirklich sind: Fett, Zucker, Chemie oder sogar Plastik.

Zum Rebranding gehört auch, dass du ihnen neue Namen gibst. So wie du Cola flüssige Osteoporose nennen könntest, könntest du Gummibärchen in Zukunft auch als gefärbte Tierknochen mit viel Zucker beschreiben. Mal sehen, ob du sie dann immer noch so lecker findest. Oder wie wäre es, wenn du Käsebrot in Zukunft als klebrigen Pestizid- und Hormonklumpen beschreibst? Vielleicht möchtest du Zucker in Zukunft Crack nennen, denn er unterscheidet sich nur in wenigen seiner Nebenwirkungen von dieser schrecklichen Droge. Er macht genauso süchtig, schadet den Zähnen, der Verdauung und der Zellerneuerung.

Oder vielleicht möchtest du Fast Food in Zukunft Plastik nennen? Denn das meiste Fast Food besteht aus Transfetten und diese sind wiederum nur ein Molekül davon entfernt, Plastik zu sein. Solltest du dafür einen

Beweis brauchen, dann nimm gern mal eine Packung Margarine und lass sie in der Garage oder im Keller stehen. Du wirst feststellen, dass sie keine Fliegen, Insekten oder Ratten anziehen wird. Ist ein Lebensmittel, das nicht mal von Ratten oder Insekten gegessen wird, wirklich eine Belohnung oder ein Trost für dich? Die lieben Tiere interessieren sich nicht für deine Margarine, weil sie absolut keinen Nährwert hat. Auf ihr wird auch nichts wachsen, nicht einmal Mikroorganismen bilden sich auf Transfetten. Transfette kommen vor allem in Fast Food, Margarine, Keksen, Gebäck, Kuchen, Fertiggerichten, Crackern oder auch Chips vor. Sie machen dick, sind krebserregend und können zu Diabetes und Herzerkrankungen führen. Eigentlich könntest du sie auch hochkalorisches, krebserregendes Fake Food nennen. Transfette gehören in den Mülleimer und nicht in unseren Körper.

Sollte dich die Sucht nach Chips immer wieder überfallen, dann empfehle ich dir, einmal neugierig folgendes Experiment zu machen: Nimm ein paar normale Kartoffelchips und ein Feuerzeug, am besten ein Stabfeuerzeug, damit deine Hände nicht zu heiß werden. Dann halte einen Chip über eine Schüssel und erhitze ihn mit dem Feuerzeug. Beobachte, wie langsam, aber sicher das Fett aus dem Chip heraustropft. Sobald der Chip halb angebrannt ist, legst du ihn in die Schüssel, bis er ausgebrannt ist, und beobachtest, wie das Fett weiter abtropft. Aus einem Chip kannst du locker einen Teelöffel Fett extrahieren. Diese Menge ranziges dunkles Fett zu sehen, das du niemals einfach so essen würdest, hilft dir vielleicht in Zukunft, jeden Chip als genau das zu sehen, was er ist: ein Teelöffel ranziges Fett! Wenn das noch nicht hilft, rieche gern mal an dem extrahierten Fett.

Mit der Technik des Rebrandings lässt sich die Attraktivität gewisser Lebensmittel schnell verändern. Sich selbst zu manipulieren, ist wirklich gar nicht so schwer und kann extrem wirksam sein. Wir haben alle die Kraft, über unsere Gedanken die mentalen Bilder, die wir nutzen, zu verändern. Sobald wir diese auf eine Weise verändert haben, dass sie unsere Genesung unterstützen und unsere Sucht hemmen, wird alles einfacher.

REWORDING – DIE MACHT DER SPRACHE

Deine Genesung kannst du nicht nur mit deinen inneren Bildern, sondern auch mit deinem Sprachgebrauch unterstützen. Ab einem gewissen Alter lernt ein Mensch, das Gesagte von anderen Menschen kritisch zu hinterfragen. Was er jedoch nicht lernt, ist das, was er sich selbst erzählt, infrage zu stellen. All das geht ungefiltert und ungeprüft sofort in unser Unterbewusstsein. Aus diesem Grund ist es so wichtig, dass du deinen inneren Dialog in Zukunft achtsam beobachtest und anfängst, die Worte, die du nutzt, um dich selbst zu beschreiben, mit Bedacht zu wählen. Erinnere dich daran, dass dein Unterbewusstsein dich niemals fragen würde, wie du etwas gemeint hast, sondern lediglich die ihm zur Verfügung stehenden Informationen empfängt und abspeichert. Folglich nimmt es jedes Wort, das du sagst und denkst, für bare Münze.

Jedes Mal, wenn du etwas sagst oder denkst, wie:

»Ich werde niemals meine Sucht überwinden.«
»Wenn ich Schokolade esse, kann ich nicht aufhören.«
»Chips schalten meinen Verstand aus.«
»Ich werde immer so bleiben.«
»Ich bin schwach.«
»Ich bin undiszipliniert.«
»Ich bin fett.«
»Ich bin hässlich.«,
visualisierst du genau das, was du nicht willst.

Da dein Unterbewusstsein lediglich mit den Inhalten arbeiten kann, mit denen du es fütterst, bleibt ihm nichts anderes übrig, als dich dabei zu unterstützen, deine negativen Visualisierungen umzusetzen. Aus diesem Grund solltest du in Zukunft auch achtsam deine Worte wählen. Meide jegliche Formulierungen, die kontraproduktive Visualisierungen herbeiführen. Fokussiere dich stattdessen auf das, was du erreichen willst.

»Energy flows where focus goes.«

TONY ROBBINS

Deine Energie folgt immer deiner Aufmerksamkeit. Statt zum Beispiel zu sagen: »Ich verhungere«, und damit dein Unterbewusstsein in Alarmbereitschaft zu versetzen, sage lieber: »Ich könnte bald mal wieder etwas essen.« Diese Formulierung ist neutral und lässt dir die Wahl, ob du etwas isst oder nicht. Das Wort »verhungern« löst lebensbedrohliche Gefühle aus, die bei der neuen Formulierung vermieden werden. Je weniger übertrieben und emotional aufgeladen die Worte sind, die du nutzt, um über Essen zu sprechen, desto weniger übertrieben und gefühlsgesteuert ist dein Bedürfnis zu essen.

Besonders stark reagiert dein Unterbewusstsein auf bildhafte Sprache, auch Metaphern genannt. Sagst du zum Beispiel »Meine Heilung ist ein Kampf«, dann wird sie sich auch genauso anfühlen. Stattdessen könntest du sagen, »Meine Heilung ist eine spannende Reise zu mir selbst«, und schon würdest du dich besser und motivierter fühlen.

Wie wir bereits am Beispiel der Zitrone gesehen haben, verhält sich dein Körper immer entsprechend deinen Gedanken. Er hat überhaupt keine andere Wahl. Die Worte, die du wählst, sind nichts anderes als laut ausgesprochene Gedanken. Wenn du die Körpersprache eines Menschen beobachtest, der sagt: »Mir geht es schlecht und ich fühle mich schwach«, wirst du feststellen, dass sein Körper genau das widerspiegelt. Die Wahrscheinlichkeit ist sehr hoch, dass sowohl sein Kopf als auch seine Schultern und seine Mundwinkel nach unten hängen. Beobachtest du hingegen die Körpersprache eines Menschen, der sagt: »Mir geht es super, ich fühle mich voller Energie!«, wirst du eine aufrechte Haltung und hochgezogene Mundwinkel erkennen. Wähle deine Worte also in Zukunft mit Bedacht und auf eine Weise, die dich auf deinem Heilungsweg unterstützt.

Ganz wichtig ist auch, dass du aufhörst, dich selbst zu beschimpfen und zu beleidigen. So, wie du teilweise mit dir selbst sprichst, würdest du wahrscheinlich niemals mit einem anderen Menschen sprechen. Hör bitte auf, so hart zu dir selbst zu sein und dich ständig zu bestrafen und kleinzumachen. Während Lob Menschen stärkt und ihr Wachstum unterstützt, bricht destruktive Kritik sie und macht sie kaputt. Sobald du anfängst, dich für deine Fortschritte zu loben und dir für deine Rückschläge Empathie entgegenzubringen, wird dir deine Genesung um einiges leichter fallen.

ÜBUNG:

Erstelle eine Liste all der negativen Sätze, die du regelmäßig zu dir selbst sagst, und verwandle diese anschließend in positive und stärkende Sätze. Visualisiere dann, wie und in welchem Kontext du diese positiven Sätze in Zukunft in deinen Alltag integrierst.
Beispiel: Statt zu sagen, »Ich bin ein hoffnungsloser Fall, undiszipliniert und willensschwach«, könntest du sagen: »Ich gebe jeden Tag mein Bestes und vertraue darauf, in kleinen Schritten meinem Ziel näher zu kommen.«

Ein weiteres Wort, das du im Zusammenhang mit deiner Heilung aus deinem Wortschatz streichen solltest, ist das Wort »müssen«. Sobald wir Menschen nämlich etwas müssen, haben wir naturgemäß erst mal keinen Bock darauf. Keiner ruft: Au ja, ich will auch unbedingt heilen müssen! Müssen löst Stress aus und setzt uns unter Druck. Es gibt sogar Studien über Modalverben wie »müssen« und »brauchen«, die belegen, dass der Gebrauch des Wortes »müssen« unseren Cortisolspiegel, unsere Blutfettwerte und auch unseren Blutdruck erhöht.

- Ich muss heilen.
- Ich muss abnehmen.
- Ich muss Sport machen.
- Ich muss auf Schokolade verzichten.
- Ich muss mich gesund ernähren.

Musst du? Musst du wirklich?

Wenn ich das meine Coaching-Teilnehmer*innen frage, kommt oft: »Ja, ich muss abnehmen und mehr Sport machen, denn so, wie es gerade ist, kann es nicht weitergehen. Ich fühle mich nicht wohl in meinem Körper, habe gesundheitliche Probleme, fühle mich nicht selbstbewusst, lehne meinen Körper ab und ziehe mich immer mehr zurück.«

Ich frage dann: »Du **willst** dich also wohler, selbstbewusster und gesünder fühlen?«

Die Antwort: »Ja!«

Ich: »Und wenn das nicht von allein passiert, dann glaubst du zu müssen?«

Teilnehmerin: nachdenkliches »Hm …«

Musst du oder willst du?

Menschen, die denken, etwas zu müssen, fehlt das Bewusstsein des selbstbestimmten Wollens. Wie meine Kollegin Karin Kuschik so schön sagt: **»Wollen ist wie müssen, nur freiwillig.«** Niemand zwingt dich, zu genesen. Niemand zwingt dich, abzunehmen, Sport zu machen oder dich gesünder zu ernähren. Du kannst dein Leben lang so weitermachen und es wird keinen Menschen geben, der dich dazu zwingen kann, es anders anzugehen. Wenn du dabei bist, etwas daran zu ändern, dann, weil du es WILLST.

Leider benutzt du dafür jedoch noch das falsche Vokabular. Dieses erzeugt nicht nur Druck und löst Stress in dir aus, sondern lässt auch deinen inneren Rebellen mal wieder auf die Barrikaden gehen. Es fühlt sich immer besser an, selbst zu entscheiden. Du solltest das Gefühl, heilen zu müssen, hinterfragen. Ob du dir zuliebe heilen möchtest, ist nämlich ganz allein deine Entscheidung. Diese Wahlfreiheit sollte sich auch in deiner Sprache widerspiegeln.

SCHRITT 8: LERNE KÖRPER UND SEELE ALS EINHEIT ZU VERSTEHEN

Jeder, der schon einmal mit mir gearbeitet hat, meine Bücher oder meinen Podcast kennt, weiß, dass ich ein großer Fan von der Arbeit mit Glaubenssätzen bin. Wie wir bereits im Kapitel über Traumata besprochen haben, ist ein Glaubenssatz eine tief verankerte Überzeugung über uns selbst und über die Welt um uns herum. Welche Grundüberzeugung ein Mensch entwickelt, kommt wiederum auf die Bindungserfahrungen an, die er in seinen ersten Lebensjahren macht. Andauernde mangelnde Fürsorge und emotionale Vernachlässigung führen in der Regel zu einem negativen Selbst- und Weltbild, das sich tief in unser Körpergedächtnis einprägt und sich negativ auf unser psychisches Grundgefühl auswirkt.

Das Denken negativer Gedanken bewirkt in unserem Körper andere chemische Reaktionen als das Denken positiver Gedanken. Haben wir positive, liebevolle oder freudige Gedanken, produziert unser Körper beispielsweise Dopamin oder Endorphine. Die Ausschüttung dieser Hormone löst wiederum positive, liebevolle oder freudige Gefühle aus. Negative, ängstliche oder pessimistische Gedanken hingegen regen die Produktion von Cortisol oder Adrenalin an und sorgen dafür, dass wir uns innerhalb von Sekunden negativ, ängstlich oder pessimistisch fühlen.

Unsere Glaubenssätze haben also einen großen Einfluss auf unser Gefühlsleben und somit auch darauf, wie wir uns verhalten. Aus diesem Grund ist es für die Heilung essenziell, sich über diese negativen Gedanken über uns selbst und die Welt bewusst zu werden und langsam, aber sicher zu begreifen, dass sie nicht der Realität entsprechen, sondern aufgrund unserer frühen Kindheitserfahrungen entstanden sind. Hättest du als Kind andere Erfahrungen gemacht, hättest du ein anderes Bild von dir selbst und der Welt um dich herum entwickelt.

Über das Praktizieren von Achtsamkeit können wir uns immer öfter bei unseren eigenen Gedanken ertappen und lernen, sie zunächst als das zu identifizieren, was sie sind: Gedanken! Nicht die Realität. Im zweiten Schritt sollten wir anfangen, diese negativen Gedanken durch positive zu ersetzen. Man spricht hierbei von einem Top-Down-Vorgehen. Top Down bedeutet, dass wir beim Kopf anfangen und neue Gedanken nutzen, um neue Gefühle zu erzeugen. Neue Gefühle führen wiederum zwangsläufig zu neuen Verhaltensweisen. Aus diesem Grund arbeite ich in meinen Coachings viel mit Techniken, die das Auflösen von negativen Glaubenssätzen unterstützen. Meditation ist zum Beispiel eine besonders effektive Methode, da sie uns darin schult, unsere Gedanken aus einer Metaposition heraus zu beobachten. Um das positive Denken zu fördern, arbeite ich außerdem viel mit positiven Affirmationen.

Während sich meine letzten zwei Bücher stark auf den Top-Down-Ansatz fokussiert haben, möchte ich dir nun eine weitere Herangehensweise näherbringen. Worüber sich die meisten Menschen nämlich nicht bewusst sind, ist der Einfluss unseres Körpers auf unser Gehirn und damit auf unsere Gedanken. Deshalb wird dieser Aspekt auch in vielen Therapieansätzen vernachlässigt. Wir gehen davon aus, dass unser Gehirn die Schaltzentrale jeglichen Geschehens ist und deshalb die Führung innehat. In Wirklichkeit werden unsere Gedanken, Gefühle und Verhaltensweisen jedoch von unserem Nervensystem beeinflusst. Bevor das Gehirn Gedanken fassen und sie in Sprache übersetzen kann, leitet unser Nervensystem bereits bestimmte Reaktionen ein. 80 Prozent aller Informationen werden von unserem Körper an unser Gehirn gesendet und nur 20 Prozent vom Gehirn an unseren Körper. Die Idee davon, wer wir sind und wie wir die Welt sehen, beginnt also nicht in unserem Kopf, sondern zu einem großen Teil in unserem Körper.

Aus diesem Grund ist das achtsame Erfahren unseres Körpers aus meiner Sicht ein weiterer essenzieller Schritt auf dem Heilungsweg. Achtsam die Reaktionen unseres Körpers wahrzunehmen, lässt uns besser auseinanderhalten, was an der Geschichte, die wir über uns selbst und über unser Leben erzählen, der Wahrheit entspricht und was nicht. Bei diesem Vorgehen spricht man vom Bottom-Up-Ansatz. Bei dieser Herangehensweise lernen wir unseren Geist, sprich unsere Gedanken, mithilfe unseres Körpers zu beeinflussen. Um dazu jedoch überhaupt in der Lage zu sein, brauchen wir zunächst einmal ein tieferes Verständnis von den Funktionsweisen unseres Körpers und besonders von unserem autonomen Nervensystem.

DAS AUTONOME NERVENSYSTEM (ANS)

Das autonome Nervensystem könnten wir auch automatisches Nervensystem nennen. Es ist der Teil unseres Nervensystems, der für die unbewussten und unwillkürlichen Funktionen unseres Körpers zuständig ist. Es reguliert beispielsweise den Herzschlag, den Atem, die Verdauung und die Hormonausschüttung. Wir können unser autonomes Nervensystem nicht bewusst kontrollieren. Seine Aufgabe ist es, vom Tag unserer Geburt an unser Überleben sicherzustellen, und zwar ohne dass wir bewusst irgendetwas dafür tun. Das ANS beobachtet zu jeder Zeit ohne dein Zutun, ob du sicher, bedroht oder gar in Lebensgefahr bist. Bei diesem Vorgehen scannt es immer drei Bereiche: innen, außen und dazwischen.

Innen:

Es scannt deinen Körper, deinen Herzschlag, deinen Atemrhythmus, deine Muskelaktivität und deine Organe, vor allem diejenigen, die an Verdauungsvorgängen beteiligt sind.

Außen:

Das ANS scannt auch die Umwelt. Dabei nimmt es sowohl deine unmittelbare Umwelt als auch das allgemeine Weltgeschehen wahr.

Dazwischen:

Zu guter Letzt scannt es auch die Nervensysteme der Menschen um dich herum.

NEUROZEPTION

Dieser Scanvorgang wird Neurozeption genannt, auf Englisch *neuroception* (nicht zu verwechseln mit *Perception* (Wahrnehmung)). Die Wahrnehmung *(perception)* ist die Fähigkeit unseres Gehirns, etwas durch die Sinne zu sehen, zu hören, zu schmecken, zu riechen und sich dessen bewusst zu werden. Das heißt, die Wahrnehmung ist die Brille, mit der dein Gehirn die Welt sieht und versteht. Neurozeption beinhaltet das Wort *neuro* (Nerv). Vereinfacht kannst du dir vorstellen, dass Neurozeption die Brille ist, mit der dein Nervensystem, also dein Körper, die Welt sieht und versteht. Neurozeption ist ein sich auf unbewusster Ebene abspielendes System unseres Körpers, das ohne unser Zutun Gefahrensituationen beurteilt:

In gefährlichen Situationen muss der Körper in Sekunden reagieren. Dir bleibt keine Zeit, zu überlegen, ob das Tier oder der Mensch, der dir gerade entgegenkommt, gute oder schlechte Absichten hat. In gefährlichen Situationen musst du augenblicklich und automatisch handeln und deshalb hat die Natur dich mit deinem eigenen Sicherheitssystem, der Neurozeption, ausgestattet. Bei diesem Sicherheitscheck reagiert das ANS auf Empfindungen im Körper (innen), auf Signale aus der Umwelt (außen) und auch auf die Signale fremder Nervensysteme (dazwischen). Die Gesamtheit dieser Signale unterteilt es dann in drei Kategorien: Sicher (grün), Gefahr (orange) oder Lebensgefahr (rot). Jedes Mal, wenn du beispielsweise auf einen anderen Menschen triffst, scannt die Neurozeption, ob dein Gegenüber sicher oder gefährlich ist.

Das ist auch der Grund dafür, warum wir oft innerhalb von Sekunden wissen, ob uns ein Mensch sympathisch ist oder nicht. Oft können wir dieses Gefühl gar nicht mit logischen Argumenten untermauern, wir fühlen uns einfach entweder wohl oder unwohl in der Gegenwart dieses Menschen. Neurozeption passiert augenblicklich und automatisch. Abhängig von der autonomen Reaktion springen in unserem Körper unterschiedliche Systeme an. Dieser Vorgang hat Einfluss auf unseren Geruchs-, Geschmacks- und Sehsinn, folglich beeinflusst er unsere Wahrnehmung. Ein Mensch, der uns auf der Straße begegnet, kann in einem gewissen Zustand des Nervensystems beispielsweise vertrauenswürdig und angenehm wirken, in einem anderen Zustand kann derselbe Mensch plötzlich vollkommen anders wahrgenommen werden. Ein zwei Meter großer, muskulöser Mann, der auf dem Spielplatz mit seinem Sohn auf einer Wippe wippt, wäre dir wahrscheinlich sympathisch. Eher Respekt einflößend wäre dir derselbe Mann, wenn du ihm nachts in einer dunklen Gasse begegnen würdest.

Eigentlich ein sehr praktisches und cleveres körpereigenes Sicherheitssystem. Problematisch wird es nur, wenn es unter einem unerkannten Defekt leidet, wie das bei traumatisierten Menschen oft der Fall ist. Betroffene neigen oft dazu, harmlose Geschehnisse als gefährlich einzustufen. Selbst wenn objektiv kein Grund zur Angst besteht, kann der Körper völlig anders reagieren und wir beginnen plötzlich zu zittern oder unser Herz fängt an, heftig zu pochen. Vergleichbar mit einem Feuermelder, der bereits Alarm schlägt, wenn du eine Kerze anzündest, ist das Nervensystem in diesen Fällen auch zu empfindlich eingestellt.

Die Gefahreneinschätzung unseres ANS hat einen starken Einfluss auf unsere Gedanken, Gefühle und Verhaltensweisen. Denn wenn wir uns sicher und geborgen fühlen, verhalten wir uns natürlich anders, als wenn wir unsicher oder gar in Lebensgefahr sind. Ein reguliertes Nervensystem ist die Grundvoraussetzung für unser physisches und psychisches Wohlempfinden. Da sie automatisch abläuft, können wir die Neurozeption zwar nicht willentlich beeinflussen, aber wir können lernen, unsere Reaktion auf diese Signale zu kontrollieren. Der erste Schritt auf diesem Weg ist wie immer Achtsamkeit. Wir sollten anfangen, den neurozeptiven Prozessen mehr Aufmerksamkeit zu schenken. Sobald wir unsere körperlichen Reaktionen bewusst beobachten, werden uns mit der Zeit auch die unterschwelligen Erfahrungen bewusst, die zu diesen Reaktionen führen.

DIE POLYVAGAL-THEORIE

Die Polyvagal-Theorie umschreibt eine neue Sicht auf das autonome Nervensystem (ANS). In der bisherigen Denkweise ging man davon aus, dass das ANS in zwei sich gegenüberstehende Bereiche unterteilt ist: den sympathischen und den parasympathischen Bereich. Ein Mensch befindet sich entweder im parasympathischen Modus, auch der soziale Modus genannt, in dem er sich ausruhen, entspannen, genießen und verdauen kann, oder in einem sympathischen Modus, auch Alarmmodus genannt, in dem er unter Stress, Aufregung, Anspannung und Angst leidet. Neurowissenschaftler Stephen W. Porges, Entwickler der Polyvagal-Theorie, spricht von einem dritten Zustand, in den das Nervensystem wechseln kann: Erstarrung. In über 40-jähriger Forschungsarbeit stellte Porges die Theorie auf, dass der Parasympathikus eigentlich aus zwei Teilen bestehe, die mit unterschiedlichen Teilen des sogenannten Vagusnervs korrespondieren. Der Vagusnerv sei also nicht, wie ursprünglich angenommen, ein einzelner Nerv, sondern habe zwei separate Äste, die unterschiedliche Aufgaben erfüllen. Anatomisch versorgen die beiden Vagusäste unterschiedliche Regionen. Der dorsale (hintere) Vagus regelt überwiegend die inneren Organe, die unter dem Zwerchfell liegen: den Magen, Teile des Darms, die Leber und die Nieren. Der ventrale (vordere) Vagus hingegen steuert Bereiche oberhalb des Zwerchfells, vor allem jene, die wir für soziale Aktivitäten benötigen: Gesicht, Mund, Kehlkopf, Rachen, Mittelohr und das Herz.

Wie wir bereits gelernt haben, reagiert das ANS über die Neurozeption auf Empfindungen im Körper (innen), auf Reize aus der Umwelt (außen) und auf zwischenmenschliche Signale (dazwischen). Dabei nutzt es drei Reaktionspfade, die in einer bestimmten Reihenfolge aktiviert werden.

Ebene1: Sicher → ventraler Vagus → soziale Interaktion (SES)

Ebene 2: Unsicher → Sympathikus → Mobilisierung (Kampf oder Flucht)

Ebene 3: Lebensgefahr → dorsaler Vagus → Immobilität und Dissoziation (Erstarrung)

Diese Reihenfolge, auch autonome Hierarchie genannt, ist der Schlüssel zum Verständnis, wie sich unser Nervensystem reguliert und auf tägliche Herausforderungen reagiert. Die Reaktionen unseres Nervensystems beeinflussen nicht nur unsere Physiologie, sondern wirken sich auch stark auf unsere Psyche aus, denn sie bestimmen, wie wir die Welt sehen, empfinden und mit ihr in Kontakt treten. Sie bestimmen darüber, inwieweit wir offen für die Kontaktaufnahme mit anderen Menschen, Orten und Erfahrungen sind und inwieweit wir uns vor sozialer Verbundenheit scheuen und Schutzverhalten wie Kampf, Flucht oder Erstarrung an den Tag legen. [34]

Ebene 1: Sicherheit → ventraler Vagus (Teil des Parasympathikus) → soziale Interaktion (SES)

Der ventrale Vagus wirkt dann, wenn unserem autonomen Nervensystem signalisiert wird, dass wir in Sicherheit sind. Es ist das evolutionär jüngste System, um auf die Umwelt zu reagieren, und existiert nur bei Säugetieren. Man nennt dieses parasympathische System auch Rast- und Verdauungssystem. Sobald wir uns in Sicherheit wiegen, schickt der Vagusnerv Signale ans Herz, das daraufhin langsamer schlägt. Die Verdauung wird angeregt und versorgt unseren Körper mit wichtigen Nährstoffen. Außerdem weitet sich die Lunge und versorgt unseren Körper mit mehr Sauerstoff. Der Vagusnerv steuert unsere Gesichtsmuskulatur, unseren Kehlkopf, unser Mittelohr und unsere Speicheldrüse. Sind wir entspannt, wirkt unser Lächeln authentisch, unsere Stimme klingt warm und freundlich, unser Gehör verbessert sich. Wir wirken also auch auf andere Menschen zugänglich. Und weil wir uns sicher und entspannt fühlen, sind auch wir offen für den Kontakt zu unseren Mitmenschen. Im Zustand der ventralen Sicherheit und Regulation sind wir bereit, zwischenmenschliche Beziehungen einzugehen. Verlassen wir diesen Zustand, büßen wir unsere Beziehungsfähigkeit ein. [35]

In diesem Zustand sind wir motiviert, lösungsorientiert und mit unseren Gefühlen im Reinen. Da wir nicht um unser Überleben kämpfen müssen, haben wir die Kapazität frei, ganz wir selbst zu sein. In diesem entspannten Zustand fällt es uns leicht, bewusste und rationale Entscheidungen zu treffen. Wir sind in der Lage, kurzfristige Vorteile gegen die langfristigen Nachteile abzuwägen und Entscheidungen in unserem besten Sinne zu fällen. Dementsprechend ist dieser Zustand für den Heilungsprozess sehr förderlich.

Ebene 2: Gefahr → Sympathikus → Mobilisierung → Kampf oder Flucht

Sobald wir uns bedroht fühlen, schüttet der Körper Stresshormone aus, zum Beispiel Adrenalin und Cortisol. Dabei wird der Sympathikus aktiviert und dieser mobilisiert den Körper. Die Muskeln spannen sich an, Herzschlag und Atemfrequenz werden beschleunigt, Blutdruck und Körpertemperatur steigen und es wird vermehrt Schweiß produziert. Außerdem wird der Parasympathikus verlangsamt, was zu einer Reduzierung der Verdauungstätigkeit und der Immunabwehr führt. In diesem Zustand sehen wir sogar anders aus. Unser Blick wirkt kalt und leer. Sowohl unsere Brauen als auch unsere Schultern ziehen sich zusammen, was dazu führt, dass wir angespannt wirken. Auch unsere Stimme verändert sich und nimmt einen gestressten Ton an. In diesem Zustand empfinden uns andere Menschen nicht als besonders vertrauenswürdig. Und auch wir sehen unser Umfeld nicht mehr neutral oder wohlwollend, sondern betrachten alles durch die Brille der Gefahr. Ein neutrales Gesicht wirkt zum Beispiel plötzlich feindselig oder zornig. In Gefahr konzentriert sich der Körper ausschließlich auf überlebenswichtige Funktionen.

Auch die Psyche ist eingeschränkt. Es entsteht eine Art Tunnelaufmerksamkeit, die sich nur auf die Gefahr fokussiert. Dieser eingeschränkte Fokus macht uns blind für kreative Lösungsansätze. Solange wir mit der Frage beschäftigt sind, ob wir fliehen oder angreifen sollen, können wir keine rationalen Zukunftsentscheidungen treffen. Es handelt sich hier um einen angeborenen adaptiven Impuls aus der Zeit, als wir mit ständigen Bedrohungen konfrontiert waren: wilden Tieren, Hunger und Krieg. Wenn wir uns tatsächlich in Gefahr befinden, ist dieser Impuls auch immer noch sehr hilfreich.

Wie bereits erwähnt, können traumatische Erlebnisse in der Kindheit jedoch dazu führen, dass sich diese Reaktionen auch in ganz normalen Alltagssituationen einstellen. Wenn das sehr häufig oder sogar dauerhaft der Fall ist, schwächt es die Erholungsfähigkeit unseres Organismus immens und hinterlässt sowohl körperliche als auch psychische Verletzungen. Auf der körperlichen Ebene lässt die Elastizität der Blutgefäße nach, was dazu führt, dass die als Energie bereitgestellten Nährstoffe – Zucker und Fette – im Blut zirkulieren und den Blutzucker und Cholesterinwert in die Höhe treiben. Das kann zu Arteriosklerose führen und damit zu Herzinfarkten und Schlaganfällen.

Weil der Körper anhaltend aktiviert bleibt, drohen auch Schlafstörungen, Libidoverlust, Angstreaktionen und Depressivität. Außerdem stellen sich Denkblockaden in Form von ständigem Gedankenkreisen ein. Auch Konzentrationsstörungen, Gedächtnisprobleme, Gereiztheit, innere Unruhe, Nervosität, Anspannung, Frustrationen, Ärger und Ängste sind Begleiterscheinungen der anhaltenden Stresssituation. Diese Zustände sind ihrerseits Stressoren, die die Situation in einem Teufelskreis vorantreiben.[34] In diesem Zustand, in dem lösungsorientierte Gedankengänge nicht möglich sind, wird oft auf die vermeintlich schnellste und einfachste Möglichkeit zurückgegriffen, um den Stress zu kompensieren. Besonders beliebt sind Genussgifte wie Zucker, Fett, Alkohol, Nikotin und andere Drogen oder Medikamente.

Eines ist mir an dieser Stelle noch mal besonders wichtig zu betonen: Wir treten völlig unbewusst in den Kampf-oder-Flucht-Modus ein. Unsere körperliche Reaktion auf Bedrohungen ist instinktgesteuert und unterliegt nicht unserer willentlichen Beeinflussung. Wenn du dich ständig als Zielscheibe siehst und deshalb andauernd in den Überlebensmodus wechselst, darfst du dich auch nicht dafür verurteilen, dass du permanent mit deiner erlernten Überlebensstrategie reagierst. Du kannst dich dafür ebenso wenig verurteilen, wie du dir einen Vorwurf machen kannst, dass du beim Sport schwitzt. Es handelt sich um eine unbewusste, in vielen Fällen zwar übertriebene, aber instinktive Reaktion.

Ebene 3: Lebensgefahr → dorsaler Vagus (Teil des Parasympathikus) → Immobilität und Dissoziation → Erstarrung

Wenn wir weder über unser soziales System angemessen interagieren und uns dadurch in Sicherheit fühlen können noch einen Ausweg aus der Gefahr durch Angriff oder Flucht sehen, wird der dorsale Vagus aktiviert. Normalerweise erfüllt das parasympathische Nervensystem eine sehr positive Funktion. Es hilft dem Körper, sanft zwischen Erregung und Entspannung zu pendeln. Wenn das sympathische System jedoch zu stark erregt ist, kann der dorsale Vagusnerv das gesamte System abschalten und wir erstarren. Das parasympathische Nervensystem ist also nicht nur für den Zustand der Entspannung und Erholung zuständig, sondern über den dorsalen Vagusnerv auch für den Zustand des »inneren Abschaltens«. Obwohl es von außen oft ähnlich wirken mag, darf dieser Zustand nicht mit einem Entspannungszustand verwechselt werden. Ein Mensch kann ruhig dasitzen und entspannt wirken, jedoch innerlich sehr stark aktiviert sein. Das Gleiche gilt für das Gegenteil. Viele Menschen erscheinen vollkommen präsent und reagieren sogar noch auf andere Menschen, doch geistig sind sie endlos weit weg (dissoziiert).

Evolutionsgeschichtlich ist dieser Teil des Parasympathikus die älteste Funktion des Nervensystems. Der dorsale Anteil des Vagus interagiert mit dem Hirnstamm (»Reptiliengehirn«), dem er entspringt. Wie du das vielleicht aus dem Tierreich kennst, schaltet der dorsale Vagus unter Lebensgefahr auch bei uns Menschen die beiden jüngeren Systeme des Gehirns über das Hormonsystem aus und bringt den Organismus in den Zustand der Erstarrung. Durch physiologische Veränderungen wie den Tonusverlust der Muskulatur, das Verlangsamen der Herzfrequenz und der Atmung, das Absenken des Blutdrucks sowie der Reduktion nicht unmittelbar notwendiger Körperfunktionen wird Passivität erzeugt und Energie eingespart.

Um Verletzungen zu ertragen, wird auch das Schmerzempfinden gesenkt. Häufig berichten Menschen davon, sich in Bedrohungs- oder Gefahrensituationen »wie versteinert« gefühlt zu haben. Umgangssprachlich sagen wir auch »vor Schreck gelähmt sein« und »vor Angst erstarren«. Diese Defensivreaktion äußert sich, neben dem reinen Erstarren, bei Menschen auch durch Ohnmacht (Synkope), Dissoziation, Kraftlosigkeit und emotionale Taubheit. Menschen beschreiben sich in diesem Zustand oft als hoffnungslos, verlassen, benebelt, zu müde zum Denken oder Handeln oder einfach als leer. Im Überlebensmodus fühlen wir uns nicht mehr verbunden mit der Welt und handlungsunfähig.

Äußerlich mögen wir zwar anwesend sein, innerlich sind wir jedoch abwesend und verrichten Tätigkeiten nur noch mechanisch. Oft leiden wir in diesem Zustand auch unter Verdauungsproblemen, weil unsere biologischen Systeme automatisch in den Konservierungsmodus umschalten und alle Vorgänge verlangsamen, um Energie einzusparen und unser Überleben zu sichern. [34] Das Motto in diesem Zustand lautet: Unsichtbar werden, um zu überleben. Wir flüchten uns in eine Welt, in der wir nichts mehr spüren und uns selbst nicht mehr wahrnehmen.

Und auch hier möchte ich noch einmal darauf hinweisen, dass das Nervensystem uns nicht fragt, was es tun soll, sondern einfach reagiert, und wenn es denkt, es sei in Lebensgefahr, erstarrt es. Das ist auch der Grund, warum man zum Beispiel oft hört, dass ein Vergewaltigungsopfer sich nicht gewehrt hat. Dies ist eine automatisch unbewusst gesteuerte Reaktion des Körpers auf Gefahr und keine willentliche Handlung oder Taktik. Oft wird das Überessen in diesem Zustand genutzt, um vermeintlich Energie zu tanken, und oft ist es auch der verzweifelte Versuch, überhaupt wieder irgendetwas zu spüren.

BALANCE ZWISCHEN DEN ZUSTÄNDEN

Das Einspringen von Sympathikus und Parasympathikus als Antwort auf Gefahr oder Sicherheit ist evolutionär bedingt ein ganz natürlicher Prozess. Abhängig vom Ergebnis der Neurozeption ist es deshalb ganz normal, wenn ein Mensch mehrmals am Tag zwischen den drei Zuständen hin und her wechselt. Gern kannst du mal deinen heutigen Tag reflektieren und dir dabei überlegen, wann du dich in welchem Zustand befunden hast. Gab es Situationen, in denen du dich rundum wohlgefühlt hast, in denen sich eine leichte Anspannung bemerkbar machte, in denen du dich leer gefühlt oder den intensiven Drang verspürt hast, zu kämpfen oder dich zu entziehen? Diese alltäglichen Erfahrungen des ständigen adaptiven Wechsels zwischen den Zuständen sind ganz normal und keine Beeinträchtigung unserer Gesundheit oder unseres Wohlbefindens. Physische und psychische Beschwerden entstehen erst dann, wenn wir unfähig sind, in den Zustand der Regulation zurückzufinden.

Bei traumatisierten Menschen ist das natürliche und reibungslose Hin- und Herpendeln innerhalb der polyvagalen Hierarchie oft gestört. Sobald ein Mensch in einer Traumareaktion feststeckt, wird seine Neurozeption ungenau. Sie deutet die Umgebung falsch, sieht Bedrohungen, wo keine sind, und versetzt den Betroffenen ständig zurück in den Kampf-oder-Flucht-Modus, sodass der Aktivierungszyklus von Neuem beginnt.

Ob ein traumatisierter Mensch eher dazu neigt, im Kampf-oder-Flucht- oder im Erstarrungsmodus zu verweilen, ist individuell unterschiedlich. Im Kapitel über Traumata haben wir bereits darüber gesprochen, dass extravertierte Kinder eher zu Symptomen der Übererregung *(hyperarousal)* und introvertierte Kinder eher zu Symptomen der Untererregung *(hypoarousal)* neigen. Im Falle eines *hyperarousals* schaltet das Nervensystem in den Kampf-oder-Flucht-Modus, während es bei einem *hypoarousal* in den Erstarrungsmodus schaltet. Aus welchem Grund der eine oder andere Zustand zum persönlichen Default wird, ist jedoch wissenschaftlich noch nicht ausreichend erforscht. Wenn wir jedoch beginnen, unser Nervensystem kennenzulernen, und es achtsam beobachten, verstehen wir irgendwann, in welchen Zustand wir häufiger wechseln, wenn wir uns bedroht fühlen.

Eine Situation aus meinem Leben hat mir ganz klar vor Augen geführt, welcher Modus mein zweites Zuhause ist. Nach einem schönen Abendessen bei meinem Lieblingsitaliener verabschiedete ich mich vor der Tür von meiner guten Freundin Anna. So ganz wollten wir den Abend noch nicht beenden und so quatschten wir noch eine Weile draußen an der Straße, als plötzlich ein Auto an uns vorbeifuhr, laut hupte und drei offenbar betrunkene Jugendliche irgendetwas in unsere Richtung schrien. Das unerwartete Hupen und Schreien erschreckte Anna und mich »zu Tode«. Spannend waren unsere gegensätzlichen Reaktionen auf den Schock: Anna machte reflexartig einen Satz zurück und schlug die Hände über ihrem Kopf zusammen. Sie erstarrte. Ich hingegen machte reflexartig einen Satz nach vorn und fing an, irgendwas den Jugendlichen hinterherzubrüllen. Keiner von uns beiden entschied sich bewusst dazu, so zu reagieren. Das jeweilige Nervensystem reagierte auf die »Bedrohung« einfach in seinem erlernten Standardmodus.

Wenn ich verschiedene Ereignisse aus dem Leben meiner Freundin und mir reflektiere, dann kann ich dieses Reaktionsmuster in den unterschiedlichsten Lebensbereichen wiederfinden. Ich zum Beispiel gehe nicht nur immer in den Angriff über, um mich zu verteidigen, sondern suche auch immer aktiv nach Lösungen, um Probleme zu lösen. Ich muss immer etwas tun, um mein Sicherheitsgefühl wiederherzustellen. Nur der Gedanke daran, in einer Gefahrensituation oder bei einem Problem still zu sitzen, zu erstarren oder zu fliehen, löst in mir Panik aus. Ich fühle mich nur sicher, solange ich das Gefühl habe, irgendetwas tun zu können, um die Situation zu verändern. Je nach Situation wäre es jedoch manchmal besser, einfach nichts zu tun.

Meine Freundin Anna hingegen reagiert in ihrem Leben auf Herausforderungen und Gefahren immerfort mit Flucht oder Erstarrung. Auch das ist nicht immer die richtige Herangehensweise. Oft wünscht sich Anna, sie würde ihre Probleme proaktiver angehen. Wir können uns jedoch nicht aussuchen, wie unser Nervensystem auf Gefahren reagiert. Wir können jedoch lernen, wie wir schneller wieder in einen regulierten Zustand zurückfinden.

DAS SOCIAL-ENGAGEMENT-SYSTEM (SES)

Wie du an dieser Stelle bereits gut weißt, ist eines unserer psychischen Grundbedürfnisse das Bedürfnis nach Bindung. Von unserer biologischen Entwicklung her sind wir nämlich Rudeltiere. In der Evolutionsgeschichte des Menschen war die Zugehörigkeit zu einer Gemeinschaft von existenzieller Bedeutung. Wir Menschen verdanken unsere Existenz unserer Fähigkeit, uns zu Gruppen zusammenzuschließen. Deshalb haben wir ein Leben lang das Bedürfnis, uns mit anderen Menschen zu verbinden. Das können wir jedoch nur, wenn wir uns – oder genauer gesagt unser Nervensystem – sicher genug fühlen. Ein Nervensystem, das sich sicher fühlt, wirkt sich positiv auf unsere Körpersprache aus. Wie wir bereits erfahren haben, steuert der Vagusnerv unsere Gesichtsmuskulatur, unseren Kehlkopf, unser Mittelohr und unsere Speicheldrüse. Sind wir also entspannt und fühlen uns wohl, strahlen wir durch unsere Gesichtszüge, unsere Stimme und unsere Körperhaltung eine Leichtigkeit und Lockerheit aus, die uns auf andere Menschen zugänglich wirken lässt. Wenn andere auf diese Weise erkennen, dass du keine Bedrohung bist, fühlen auch sie sich sicher und wohl und wechseln in den Modus für soziale Interaktion.

Wir fühlen uns in der Nähe bestimmter Menschen wohl und ruhig, weil unser Nervensystem positiv und vertrauensvoll auf ihr Nervensystem reagiert. Oxytocin, das Bindungshormon, wird freigesetzt und hilft uns, ein emotionales Band herzustellen. Man kann sich das so vorstellen, als würden sich unsere Energien oder Seelenzustände miteinander vereinen. In welchem Umfeld unser Nervensystem sich sicher oder unsicher fühlt, hat wiederum etwas damit zu tun, welche Erfahrungen wir in unserem Leben und besonders in unseren früheren Lebensjahren gemacht haben. Studien zeigen auf, dass Kinder, deren körperliche Bedürfnisse wie Hunger, Durst etc. zwar gestillt, deren emotionale Bedürfnisse jedoch vernachlässigt wurden, später große Probleme mit der Emotionsregulation, dem Selbstwertgefühl und dem Aufbau von gesunden Beziehungen zeigen. [36]

Wie wir bereits im Kapitel über Trauma besprochen haben, lernt ein Kind in den ersten drei Lebensjahren seine Fähigkeit zur Selbstregulation über das Nervensystem der Mutter. Kommt es in dieser Lebensphase zu traumatischen Erfahrungen, kann die soziale Interaktion (SES) in ihrer Entwicklung nachhaltig geschädigt werden. In diesem Fall sprechen wir dann, wie erwähnt, von einem Entwicklungs- oder Bindungstrauma. Stephen W. Porges definiert den Begriff Trauma auch als eine chronische Bindungsstörung. Doch selbst wenn wir nicht traumatisiert sind und gelernt haben, uns selbst gut zu regulieren, bleibt das Bedürfnis nach Co-Regulation, also das Bedürfnis nach Bindung, bestehen. Die Sehnsucht nach Verbundenheit ist in unsere DNA eingeschrieben. Selbst bei Menschen, die aufgrund ihrer seelischen Verletzungen die aktive Suche nach anderen Menschen aufgegeben haben, hört das Nervensystem nie auf, danach Ausschau zu halten und sich danach zu sehnen. Solange wir leben, ist das Wechselspiel zwischen Co-Regulation und Selbstregulation für das körperliche und seelische Wohlbefinden unerlässlich.

Wenn wir die drei Zustände (#1 sicher – soziale Interaktion, #2 unsicher – Kampf oder Flucht und #3 Lebensgefahr – Erstarrung), in denen sich unser Nervensystem befinden kann, verstehen, haben wir die Chance, den Einfluss der Biologie auf unser Selbst- und Weltbild zu erkennen. Darüber hinaus können wir unser Nervensystem auch als Orientierungshilfe auf unserem Heilungsweg nutzen. Damit uns unser ANS auf unserem Heilungsweg unterstützt, müssen wir lernen, wie wir es in Sicherheit und Regulation verankern können.

Dabei ist ein Bewusstsein über die drei »Grundelemente des Wohlbefindens«, Kontext, Wahlmöglichkeit und Verbundenheit, entscheidend. Das bewusste Reflektieren dieser Elemente macht es uns leichter, schneller in den Zustand der Regulation zurückzufinden. Fehlt uns das Bewusstsein über eines dieser Elemente, geraten wir leicht aus dem Gleichgewicht und fühlen uns unwohl, überfordert oder sogar in Panik.

Element 1: Kontext

Als Kontext bezeichnet man den Zusammenhang, in dem bestimmte Dinge stehen oder betrachtet werden müssen. Wenn wir den Kontext, in dem ein Problem auftritt, nicht richtig erfassen, basieren unsere gegenwärtigen Reaktionen oft auf Erfahrungen, die wir in der Vergangenheit gemacht haben.

Beispiel: Als du ins Arbeitszimmer deines Partners kommst, beendet dieser ganz abrupt sein Telefonat und lächelt dich verlegen und unsicher an. Ohne weitere Informationen einzuholen, neigst du wahrscheinlich dazu, dir eine Geschichte zusammenzureimen und das Schlimmste zu befürchten. Betrügt er mich, so wie mich mein Ex betrogen hat? Schon befindest du dich im Überlebensmodus. Entweder du reagierst mit Angriff oder erstarrst. Sobald du jedoch herausfindest, dass dein Partner gerade nicht mit seiner Affäre, sondern mit einem Caterer telefoniert hat, weil er eine Überraschungsparty für deinen Geburtstag organisiert, würde sich der Kontext dieser Situation sofort ändern. Statt dich betrogen zu fühlen und unter Verlustängsten zu leiden, würdest du dich wahrscheinlich geschmeichelt und geliebt fühlen.

Ohne dass wir ausreichend Informationen einsammeln und die richtigen Verknüpfungen herstellen, stellt sich mit hoher Wahrscheinlichkeit ein Gefühl der Unsicherheit ein, das automatisch unsere Überlebensstrategien auf den Plan ruft.

Element 2: Wahlmöglichkeit

Wahlmöglichkeiten geben dir die Chance, bewusste Entscheidungen im besten Sinne deines Nervensystems zu treffen. Solange du über Wahlmöglichkeiten verfügst, kannst du frei entscheiden, ob du dich auf gewisse Situationen einlässt oder sie zu deinem Schutz besser meidest. Das Gefühl, in deinen Wahlmöglichkeiten eingeschränkt zu sein, geht einher mit dem Gefühl, in der Falle zu sitzen, und ruft automatisch deine Überlebensstrategien auf den Plan. Lediglich eine Wahlmöglichkeit zu haben bedeutet Zwang, zwei Wahlmöglichkeiten führen zu einem Dilemma, Freiheit beginnt ab der dritten Wahlmöglichkeit.

Wenn du dir zum Beispiel wünschst zu heilen, jedoch davon überzeugt bist, dass dein Job und deine Familie so viel von dir fordern, dass du einfach keine Zeit hast, dich mit dir selbst auseinanderzusetzen, fühlst du dich in deinen Wahlmöglichkeiten eingeschränkt. Das bewirkt, dass du weiterhin im Überlebensmodus agierst. Es gibt allerdings in jeder Situation immer mindestens drei Möglichkeiten, ein bestimmtes Ziel zu erreichen. Jedoch müssen wir uns diese Tatsache auch bewusst machen, um entsprechend nach den Wahlmöglichkeiten Ausschau zu halten. Denn wer nicht sucht, findet auch nicht.

Element 3: Verbundenheit

Verbundenheit basiert auf vier Ebenen: Verbundenheit zu unserem Selbst, zu anderen Menschen, zur Welt und zu einer spirituellen Ebene. Erfahren wir Verbundenheit auf allen vier Ebenen, fühlen wir uns sicher, geborgen, zu Hause und im Einklang mit uns selbst. Sobald wir uns selbst aus den Augen verlieren, wichtige Beziehungen zu anderen Menschen in die Brüche gehen, wir uns von der Natur oder unserer Spiritualität abgeschnitten fühlen, wechselt unser ANS automatisch in den Überlebensmodus und wir wissen uns nicht anders zu helfen, als mit unseren Überlebensstrategien zu reagieren.

VIER METHODEN, UM DEIN NERVENSYSTEM AKTIV ZU REGULIEREN

Sobald wir lernen, unsere Achtsamkeit nicht nur gegenüber unseren Gedanken und Gefühlen zu schulen, sondern auch gegenüber den Vorgängen in unserem Körper, können wir das Nervensystem bis zu einem gewissen Grad beeinflussen und damit unsere Heilung unterstützen. Dabei müssen wir zunächst verstehen, wie das System arbeitet, um dann diese Informationen zu nutzen, um ein nervensystemfreundliches Umfeld zu erschaffen.

Wie das Nervensystem arbeitet, habe ich dir bereits im vorherigen Teil erklärt. Dieses Wissen bietet dir nun die Grundlage dafür, deine Gefühle, Gedanken und Verhaltensweisen in Zukunft auch aus der Perspektive deines Nervensystems zu betrachten. Diese neue Sicht auf deine Gedanken, Gefühle und Verhaltensweisen wird dir helfen, dich seltener von deinen Gefühlen überwältigt zu fühlen und dich schneller wieder in den Zustand der Sicherheit und Regulation zurückzuversetzen. Das aktive Beobachten der drei Zustände (sicher, unsicher, Lebensgefahr), zwischen denen du über einen Tag verteilt hin und her wechselst, wird dich darin unterstützen, aktiv zu agieren, anstatt wie bisher einfach nur zu reagieren.

Wenn du einmal verstanden hast, wie groß die Auswirkungen deines Nervensystems auf deine Gedanken, Gefühle und Verhaltensweisen sind, wird dir außerdem klar werden, wie zwecklos deine rein durch Disziplin und Willenskraft getriebenen Heilungsversuche waren. Selbst die stärkste Disziplin der Welt kann die automatischen Reaktionen deines Nervensystems nicht beeinflussen. Was dir jedoch bei deiner Heilung helfen wird, ist mitfühlend die kindlichen Prägungen zu erkennen, die dein Nervensystem in den Überlebensmodus wechseln lassen. Deine Reaktionen aus der Perspektive deines Nervensystems zu betrachten, stellt eine Möglichkeit dar, dich aktiv mit deinen Erfahrungen auseinanderzusetzen, statt dich weiterhin unbewusst von ihnen steuern zu lassen.

Damit dich das Beobachten deines Nervensystems auf deinem Heilungsweg unterstützt, ist es wichtig, dass du seine Reaktionen nicht bewertest. Stresssituationen zu erkennen und in dem Moment wertfrei und neutral deine Aufmerksamkeit auf die autonomen Vorgänge zu richten, unterbricht bereits das konditionierte Muster und hält dich davon ab, tiefer in den Zustand der Dysregulation zu geraten. Deine Herausforderung besteht darin, dich deinem Nervensystem zuzuwenden und es neugierig und empathisch zu erkunden, anstatt deine Reaktionen selbstkritisch zu verurteilen.

FOLGENDE ÜBUNGEN KÖNNEN DIR HELFEN, AUSGLEICHEND AUF DEIN NERVENSYSTEM EINZUWIRKEN

Verankere dich zunächst in der Gegenwart.

Während wir auf die meisten autonomen Prozesse wie die Verdauung oder den Herzschlag keinen unmittelbaren Einfluss nehmen können, können wir unsere Atmung hingegen bewusst kontrollieren. Die Atmung ist der einzige autonome Prozess, den wir Menschen unmittelbar und willentlich beeinflussen können. Eine ruhige und entspannte Atmung signalisiert dem Vagusnerv, dass er sich entspannen darf, und so können wir über die Atmung uns selbst ein Stück weit beruhigen.
Da unsere Organe über den Vagusnerv miteinander verbunden sind, können wir über die Atmung sogar Einfluss auf unseren Herzschlag nehmen.

Wenn du deinen Körper davon überzeugen willst, dass er sich gerade gar nicht in Gefahr befindet, solltest du langsam tief ein- und ausatmen. Da die Atmung immer nur im Hier und Jetzt stattfinden kann, verankerst du dich über die bewusste Wahrnehmung deines Atems außerdem mit dem gegenwärtigen Moment. Das hat den Vorteil, dass du nicht an morgen oder gestern denken kannst.

Beobachte neugierig die Reaktionen deines Nervensystems

Wenn du dich über deine Atmung etwas beruhigt hast, unterbrich deine automatisch ablaufenden Gedankenmuster mit folgenden Fragen:

- In welchem Zustand befinde ich mich gerade? Sicher, unsicher, lebensbedroht?
- Welche Empfindungen machen sich gerade in meinem Körper bemerkbar?
- Was ist gerade geschehen?
- Was in meinem Umfeld könnte diese Reaktion ausgelöst haben?
- Wer befindet sich gerade in meiner Nähe?
- Welche Informationen fehlen mir, um die Situation in den richtigen Kontext zu stellen?
- Welche drei Wahlmöglichkeiten habe ich in dieser Situation?
- Wer oder was könnte mir jetzt helfen, mich zu beruhigen?

Diese Fragen sind darauf ausgelegt, Neugierde hervorzurufen und deine Aufmerksamkeit für die Reaktionen deines Nervensystems zu schulen.

Gehe in einen mitfühlenden Dialog mit dir selbst

Überlege dir gern etwas Mitfühlendes und Beruhigendes, das du zu dir selbst sagen kannst, sobald du wahrnimmst, dass du gerade den sicheren Hafen verlässt und in den Überlebensmodus schaltest.

Du könntest dir zum Beispiel sagen:
Mein Nervensystem hat gerade in den Überlebensmodus gewechselt. Das ist okay, es will mich einfach nur beschützen.

Oder: Unangenehme Momente gehören zum Leben dazu und gehen auch wieder vorüber.
Oder: Ich fühle mich gerade schlecht, weil eine alte Wunde aufgekratzt wurde, und deshalb werde ich nun alles tun, um mir selbst das zu geben, was ich damals gebraucht hätte, und alles vermeiden, was mir weiteren Schaden zufügt.

Hier handelt es sich nur um Inspirationen. Wichtig ist, dass du deine eigenen Worte findest.

Erschaffe ein nervensystemfreundliches Umfeld

Je genauer du dein Nervensystem kennst, desto besser kannst du auch proaktiv daran arbeiten, Situationen oder Menschen zu vermeiden, die dich in Alarmbereitschaft versetzen. In welchen Situationen fühlst du dich grundsätzlich gestresst, ängstlich oder erschöpft? Welche Menschen rauben dir grundsätzlich mehr Energie, als sie dir schenken? Der Konsum welcher Medien löst Angst oder Minderwertigkeitsgefühle in dir aus? Beantworte diese Fragen ehrlich und erschaffe dir ein nervensystemfreundliches Umfeld.

SCHRITT 9: STÄRKE DEINE ZWISCHENMENSCHLICHE UND SPIRITUELLE VERBUNDENHEIT

Mit unserem ersten Atemzug auf dieser Welt wollen wir Menschen eigentlich nur eines: geliebt werden. Aus diesem Wunsch ergibt sich das bereits mehrfach erwähnte psychische Grundbedürfnis nach Bindung, aus dem sich wiederum das Bedürfnis nach Anerkennung ableiten lässt. Soziale Verbundenheit und Unterstützung sind unerlässlich, um die Anforderungen des Alltags hier auf der Welt zu bewältigen. Soziale Unterstützung erhalten wir von Menschen, die uns zuverlässig helfend zur Seite stehen. Wahre Verbundenheit entsteht zwischen Menschen, die sich nahe sind und auf einer tiefgründigen Ebene verstehen. Gesunde und soziale Beziehungen basieren auf Wechselseitigkeit und sind durch ein ausgeglichenes Geben und Nehmen gekennzeichnet.

Studien belegen, dass ein Mangel an Verbundenheit das Risiko für physische Erkrankungen und psychische Störungen erhöht. [37] Auf der körperlichen Ebene schwächt ein solcher Mangel unser Immunsystem und macht uns anfälliger für Entzündungen, Herzleiden und Diabetes. Auf der psychischen Ebene erhöht er die Wahrscheinlichkeit für die Entwicklung von Angsterkrankungen, Depressionen und Sucht. Aus diesem Grund ist ein weiterer Schritt auf deinem Heilungsweg die Pflege von gesunden Beziehungen.

Wenn ich von gesunden Beziehungen spreche, meine ich nicht nur die Beziehung zu anderen Menschen, sondern auch die zu unserem Selbst, zur Welt und zu einer spirituellen Ebene. In Kontakt mit dir selbst zu sein bedeutet, wahrzunehmen, was wir emotional und körperlich erleben. In Kontakt mit anderen zu sein bedeutet, zu anhaltenden Beziehungen, Nähe und Intimität imstande zu sein.

Ein gesunder Mensch befriedigt seine emotionalen und intimen Bedürfnisse durch eine ausgewogene Kombination aus intimen Verbindungen mit anderen Menschen, sich selbst, der Gemeinschaft und einer höheren Macht, wie auch immer diese für denjenigen heißen mag (Gott, Allāh, Universum, Buddha, Karma, Kultur, Intellekt, Energie etc.). Süchtige hingegen versuchen diese Bedürfnisse zu befriedigen, indem sie eine emotionale

Beziehung zu einer Substanz oder Verhaltensweise aufbauen. So wie sich ein gesunder Mensch, wenn es ihm nicht gut geht, an seinen Ehepartner, besten Freund oder eine spirituelle Überzeugung wendet, wendet sich der Süchtige an seine Sucht. Und da Sucht oft mit Lügen und Schamgefühlen einhergeht, zieht sich der Süchtige immer mehr aus seinem sozialen Umfeld und wahrhaftigen Beziehungen zurück. Die Einsamkeit, die aufgrund der Sucht entsteht, treibt den Süchtigen zusätzlich immer tiefer in die Sucht.

Gern kannst du dich an dieser Stelle mal selbst reflektieren. An wen oder was wendest du dich, wenn es dir nicht gut geht? Was sind die Erste-Hilfe-Gedanken, die dir in den Kopf steigen? Denkst du darüber nach, einen Freund oder eine Freundin anzurufen, um dein Leid zu teilen? Denkst du darüber nach, deinen Mann oder deine Frau zu umarmen, um dich sicher und geborgen zu fühlen? Oder denkst du darüber nach, was du essen könntest, damit es dir besser geht?

DER UNTERSCHIED ZWISCHEN INTENSITÄT UND INTIMITÄT

Eine Sucht lässt sich sehr gut mit einer intensiven heimlichen Affäre vergleichen. Der Therapeut und Autor Craig Nakken definiert Sucht sogar als pathologische Liebes- und Vertrauensbeziehung zu einer Substanz oder einem Verhalten. Der Suchtprozess ist deshalb so verführerisch, weil er viele falsche Versprechen macht. Ähnlich wie eine heimliche Affäre verspricht auch der Suchtprozess fälschlicherweise emotionale Sicherheit, Liebe und Intimität. Sowohl Fremdgeher als auch Süchtige verwechseln Intensität mit Intimität.

Einer Sucht nachzugehen ist immer eine sehr intensive Erfahrung, weil es für den Süchtigen bedeutet, gegen sich selbst zu kämpfen. Während er seiner Sucht nachgeht, fühlt er Emotionen wie Aufregung, Scham und Angst, aber auch Erleichterung, Ruhe und Geborgenheit. Was auch immer ein Süchtiger fühlt, er fühlt es intensiv. Auch bei einer heimlichen Affäre verspürt ein Mensch intensive Gefühle von Aufregung, Scham und Angst, aber auch von großer sexueller Anziehung und vermeintlicher Nähe. Aufgrund der Intensität fühlen sich sowohl Süchtige als auch Fremdgeher sehr mit dem Moment verbunden.

Intensität ist jedoch nicht zu verwechseln mit Intimität. Intensität entsteht schnell und oft aus einem Impuls heraus. Intimität entsteht hingegen aus einem Gefühl von tiefem Vertrauen und Verbundenheit und braucht Zeit, um aufgebaut zu werden. Intimität ist das, was ein Mensch benötigt, um sein Bedürfnis nach Bindung zu befriedigen.

DIE SUCHTBEZIEHUNG

Die Suchtbeziehung ist die Beziehung zwischen dem Selbst und der Suchtpersönlichkeit. Sie basiert auf einer emotionalen Suchtlogik, die dem süchtigen Anteil entspringt. Ohne diese vermeintliche Logik würde das Selbst mit den Konsequenzen der Sucht nicht fertigwerden. Sobald das Selbst das Suchtverhalten infrage stellt, wartet die Suchtpersönlichkeit sofort mit »logischen« Argumenten, Rechtfertigungen und Erklärungen auf, die das Selbst darin bestätigen, genau das Richtige zu tun. »Das mache ich ja nur, weil ich gerade so viel Stress habe«, oder »So schlimm ist es doch gar nicht, schau dir Person XY an«, oder »Man wird sich ja wohl mal etwas gönnen dürfen« etc.

Die Suchtlogik leugnet sogar das Vorhandensein eines süchtigen Anteils. So kommen Süchtige irgendwann zu der Überzeugung, dass das Problem nicht an ihnen, sondern irgendwo im Außen liegt. »Wenn ich nicht so viel Stress hätte, mein Partner mich nicht so schlecht behandeln würde oder mein Job nicht so anstrengend wäre, würde ich ja auch nicht so viel essen.« Die Suchtlogik erscheint jedoch nur der Person selbst logisch. Außenstehende können das Verhalten meist nicht nachvollziehen. Es ergibt für sie keinen Sinn, dass sich ein Mensch zusätzlich zu seinen bereits vorhandenen Problemen mit den Konsequenzen der Sucht bestraft.

Besonders fatal ist auch, dass die Suchtpersönlichkeit dem Selbst erzählt, dass es in Ordnung sei, sich selbst und andere zu verletzen, weil weder das Selbst noch andere Menschen wichtig seien. Für die Suchtpersönlichkeit zählt einzig und allein der Rauschzustand, der sein Überleben sichert.

WAHRE INTIMITÄT

Da die Sucht dir permanent unendlich viele überzeugende Argumente und falsche Versprechen liefert, die es dir schwer machen, einfach Nein zu deiner Droge zu sagen, brauchst du, um zu heilen, unbedingt etwas, zu dem du Ja sagen kannst. Du bist nicht nur aufgrund deiner schmerzlichen Vergangenheit in der Abhängigkeit gefangen, sondern auch durch deinen Blick auf eine trostlose Zukunft. Denn das Gefühl, das dich überkommt, wenn du dir ein Leben ohne dein Essverhalten vorstellst, ist gleichbedeutend mit dem, was ein gesunder Mensch fühlen würde, der aufgefordert wird, auf seine sozialen Fähigkeiten, unterstützenden Netzwerke und emotionale Stabilität zu verzichten. Das sind die Werte, die das Essen dir auf illusorische und unbewusste Weise vermittelt. Ein Mensch, der aufgrund seiner kindlichen Prägung nie erfahren hat, was wahre Verbundenheit und Geborgenheit bedeuten, kann sich auch nicht vorstellen, wie er diese Gefühle in Zukunft ohne das Essen erzeugen kann.

Erschwerend hinzu kommt die Tatsache, dass Sucht auf eine gewisse Art und Weise auch eine spirituelle Erkrankung ist. Die Aufspaltung der Persönlichkeit in das Selbst und die Suchtpersönlichkeit sorgt nicht nur dafür, dass das Selbst immer abhängiger wird, sondern auch dafür, dass es sich immer weiter verliert. Der Angriff der Suchtpersönlichkeit auf dein Selbst ist gleichzeitig also auch ein Angriff auf deine Seele und deinen Geist. So verlierst du im Verlaufe der Sucht immer mehr den Bezug zum Sinn deines Lebens.

Die Freude und Energie, die andere Menschen aus der Natur, strahlenden Gesichtern, herzhaftem Lachen, tiefen Gesprächen und gegenseitiger Unterstützung ziehen, werden bei dir von dem Bedürfnis, deiner Sucht nachzugehen, überschattet und sind deshalb weitestgehend bedeutungslos. War das Suchtverhalten einst eine Suche nach einer spirituellen Erfahrung, um Sicherheit, Geborgenheit und Frieden zu erleben, so erzielt es heute leider das Gegenteil. Durch die Abgeschnittenheit von dir selbst, deiner Spiritualität, der Natur und anderen Menschen entsteht in deinem Leben eine immer größere Leere, von der du nicht weißt, wie du sie ohne das Essen füllen sollst.

Einer der schwierigsten Aspekte deines Heilungsprozesses ist, darauf zu vertrauen, dass du die Gefühle, die du bislang ausschließlich durch Essen erfahren hast, im späteren Verlauf deiner Heilung auch durch andere Erfahrungen erzeugen kannst. Offen für Veränderung zu sein, anstatt dich krampfhaft dagegen zu wehren, ist ein unumgänglicher Teil deiner Genesung. Vertrauen ist die Brücke, die es dir erlaubt, von deiner vorhersagbaren Welt (Schokolade = Geborgenheit, Liebe, Sicherheit usw.) in eine unvorhersehbare Welt (keine Schokolade = ?) abzutauchen. Du darfst lernen, Veränderung willkommen zu heißen, auch wenn das bedeutet, dass dein Leben nie wieder so sein wird, wie es vorher war. Und wenn du ehrlich zu dir selbst bist, dann möchtest du dieses alte, von der Sucht regierte Leben schon lange aufgeben.

Es gibt nun zwei Möglichkeiten, wie du diese Veränderung angehen kannst: Entweder du zwingst dich, dich mit Disziplin und Willenskraft GEGEN etwas zu entscheiden, wonach du dich weiterhin sehnst. Oder du fällst eine auf Vertrauen und Liebe basierte Entscheidung FÜR etwas, das einen größeren Wert für dich hat. Aus meiner Erfahrung weiß ich, dass dieser größere Wert von ehemals Abhängigen immer in der Verbundenheit mit sich selbst, anderen Menschen und der eigenen Spiritualität gefunden wird.

Wie bereits erwähnt, beschreiben die Teilnehmer*innen mein zehnwöchiges Coachingprogramm häufig als Reise zu sich selbst. Das liegt daran, dass dieses Programm ihnen den Rahmen bietet, sich einmal intensiv mit ihren Gefühlen, Glaubenssätzen, Werten und ihrem Selbstbild auseinanderzusetzen. Da der Mensch immer in Beziehung zu anderen Menschen und den Geschehnissen der Welt steht, führt diese Auseinandersetzung zwangsläufig auch zu einer Auseinandersetzung mit dem eigenen Umfeld. In vielen Erfahrungsberichten lese ich, wie positiv sich die Arbeit an sich selbst auf alle Aspekte des Lebens ausgewirkt hat und besonders auf ihre persönlichen Beziehungen.

Durch das Programm entstehen jedoch auch neue wichtige und heilsame Verbindungen zu anderen Menschen. Denn während des Programms lernen die Teilnehmer*innen sich untereinander kennen und es entsteht ein wertvoller Austausch unter Gleichgesinnten. Auch das ist ein wichtiger Aspekt, der den Heilungsprozess unterstützt. Jeder Mensch hat von Natur aus die Fähigkeit und auch das Bedürfnis, sich mit sich selbst, der Seele und dem Geist von anderen Menschen und einer höheren Macht zu verbinden. Der Weg der Genesung ist nun deine Chance, diese Fähigkeit in dir wiederzuentdecken und dein Bedürfnis nach Bindung, Geborgenheit, Sicherheit und Liebe anstatt auf eine Illusion auf ein wahrhaftiges und stabiles Fundament aufzubauen. Eine der schönsten Erfahrungen, die du während deiner Heilung machen wirst, ist, dich wieder mit dir selbst, deiner Spiritualität und anderen Menschen zu verbinden.

VERBINDE DICH MIT DEINER SPIRITUALITÄT

»Alle Probleme sind psychologisch, aber alle Lösungen sind spirituell.«

DR. THOMAS HORA

Dich mit deiner Spiritualität zu verbinden bedeutet, dich mit einer Macht zu verbinden, die größer ist als du selbst. Dieser Vorgang ist dir gut bekannt, denn auch die Sucht ist eine Macht, die größer ist als du selbst, mit dem Unterschied, dass die Sucht auf Lügen und Zerstörung basiert, während Spiritualität auf Ehrlichkeit und Liebe beruht. Dich mit deiner Spiritualität zu verbinden bedeutet auch, aus dem Überlebensmodus auszusteigen und dich in Vertrauen zu üben. Du darfst außerdem lernen, dein Tempo zu verlangsamen, denn im Überlebensmodus musste bisher immer alles sehr schnell gehen. Sobald das kleinste unangenehme Gefühl sich bemerkbar machte, wurden alle Hebel in Bewegung gesetzt, um es mit dem Essen zu verdrängen oder zu betäuben. Im Gegensatz dazu schreitet der Heilungsprozess sehr langsam voran. Dich an deine Spiritualität oder andere Menschen zu wenden, wird dir nicht die sofortige Befriedigung verschaffen, die du durch die Sucht gewöhnt bist. Dafür bringt sie dir langfristig Erfüllung und Zufriedenheit.

Dich mit deiner Spiritualität zu verbinden bedeutet, dass in dir der Wunsch entsteht, dich selbst und die Welt zu verbessern und dich von dem Gedanken zu lösen, dass die Welt oder andere Menschen dir etwas schuldig sind. Es bedeutet auch, zu erfahren, dass Geben erfüllender ist als Nehmen. Es liegt in der Natur des Menschen, sich mit sich selbst, mit anderen Menschen und einer höheren Bestimmung verbinden zu wollen. Denk einmal daran, wie die Prozesse in deinem Körper funktionieren. Ohne dein aktives Zutun verbinden sich deine Zellen mit anderen Zellen, um den höheren Funktionen eines Organs wie der Leber, der Lunge oder dem Herzen und damit deinem gesamten Organismus zu dienen. Jede Zelle in deinem Körper ist dazu bestimmt, sich mit anderen Zellen zusammenzuschließen, um somit einen funktionstüchtigen Körper zu erschaffen.

Denk nun einmal darüber nach, was in deinem Körper passiert, wenn eine Zelle sich gegen die Zusammenarbeit mit anderen Zellen und dem Dienen eines höheren Zwecks wehrt? Was passiert, wenn eine Zelle sagt: »Ich gehe und mache mein eigenes Ding.«? Wie nennt man das? Genau, das nennt man Krebs! Und sobald wir Menschen uns dagegen wehren, uns mit anderen Menschen zu verbinden und gemeinsam einen positiven Beitrag auf dieser Erde zu leisten, ist das sozusagen spiritueller Krebs.

Ein Mensch, der von dieser Krankheit befallen ist, denkt, der Sinn und Zweck des Lebens besteht darin, zu bekommen, was er will, wann er es will. Er benutzt andere Menschen und seine eigenen Ressourcen ausschließlich dazu, sein eigenes Ziel zu erreichen. Das ist jedoch nicht der Weg zum Glück! Weder können auf diese Weise intimen Beziehungen entstehen, was unserem Grundbedürfnis nach Bindung im Weg steht, noch erfüllt es das Leben mit Sinnhaftigkeit. Während deiner Heilung ist es wichtig, dass du eine spirituelle Bestandsaufnahme machst und neue Werte definierst, nach denen du in Zukunft leben möchtest. Du möchtest in Zukunft deinen Wert über neue spirituelle Prinzipien definieren, die dir wichtiger sind als dein Ego und deine Sucht.

Damit du mit diesen Werten verbunden bleibst und nach deinen neuen Prinzipien handeln kannst, ist es wichtig, dass du dich in spiritueller Disziplin übst. Das heißt, dass du diese Prinzipien im wahren Leben so lange anwendest, bis sie ein Teil deines Selbst geworden sind. Wenn du dir zum Beispiel vorgenommen hast, dass Ehrlichkeit einer deiner neuen Werte ist, darfst du dich täglich darin trainieren, ehrlich mit dir selbst und anderen zu sein. Du machst zum Beispiel die Verkäuferin, die dir versehentlich zu viel Rückgeld auszahlt, auf ihren Fehler aufmerksam, anstatt dir das Geld in die Tasche zu stecken. Wenn deine Freundin dich fragt, ob du lieber Film X oder Y sehen möchtest, antwortest du ehrlich, anstatt den Film auszuwählen, von dem du denkst, dass deine Freundin ihn sehen möchte. Wenn dir deine innere Stimme sagt, dass es jetzt besser sei,

Pizza statt Gemüse zu essen, begegnest du ihr respektvoll mit der Wahrheit. Du darfst lernen, deinen Impulsen kritisch gegenüberzustehen und diese weg von deiner Sucht und hin zu deinen spirituellen Prinzipien zu kanalisieren. Die Verbundenheit mit deinen neuen Prinzipien wird dir helfen, seltener deinen Impulsen nachzugeben, weil du spürst, dass dieses Vorgehen nur eine sehr kurze und oberflächliche Form der Befriedigung ist, die weder die Beziehung zu dir selbst noch zu anderen Menschen verbessert.

Während der Heilung lernst du, anstelle deines Egos deine Seele zu stärken und den Fokus auf den Moment zu richten, während du die Zukunft stets im Auge behältst. Du erkennst immer mehr, was Glück und Zufriedenheit in deinem Leben wirklich bedeuten, und fällst Entscheidungen nicht länger getrieben von Impulsen, sondern auf der Basis deiner spirituellen Prinzipien.

Nimm dir gern einen Zettel und einen Stift und schreibe auf, nach welchen spirituellen Prinzipien (Werten) du in Zukunft leben möchtest.

VERBINDE DICH MIT GLEICHGESINNTEN

Durch die Sucht hast du wahrscheinlich sowohl Familie als auch Freunde verletzt und belogen, und es ist normal, dass du dich davor fürchtest, von ihnen verurteilt oder abgelehnt zu werden. Da der Umgang mit Menschen aus dem näheren Umfeld oft sehr schambehaftet ist, ist es gerade in den frühen Stadien der Genesung oft einfacher, sich mit Gleichgesinnten zu verbinden. Denn der Austausch innerhalb einer Selbsthilfegruppe findet auf Augenhöhe statt. Bei Gleichgesinnten stößt du auf tiefes Verständnis, das innerhalb der Familie oder in Freundschaften nicht immer gegeben ist. Zu erfahren, dass du mit deinen Erlebnissen, Problemen und Reaktionsweisen nicht allein bist, tut gut. Vielleicht bist du auch offener für Unterstützung, Tipps und emotionalen Austausch, weil du davon ausgehen kannst, dass dein Gegenüber weiß, wovon es spricht. Sich mit Gleichgesinnten auszutauschen, hilft außerdem, die wiederkehrende Natur einer Sucht besser zu begreifen. Zu erfahren, dass auch andere Rückschläge erleiden und trotzdem wieder auf den richtigen Weg zurückfinden, macht Mut und motiviert.

Unter den Teilnehmer*innen meines zehnwöchigen Programms entstehen regelmäßig Freundschaften, die lange über das Programm hinaus bestehen bleiben. Oft bekomme ich Fotos von Treffen ehemaliger Absolventinnen zugeschickt, was mein Herz regelmäßig höherschlagen lässt, weil ich weiß, wie wertvoll dieser Austausch unter Gleichgesinnten ist.

HEILE DEINE BEZIEHUNGEN

Die Aufspaltung deiner Persönlichkeit in das Selbst und die Suchtpersönlichkeit bewirkt einen Interessenkonflikt. Während das Selbst sich nach intimer Verbundenheit sehnt, ist die Suchtpersönlichkeit ausschließlich daran interessiert, ihre Sucht zu befriedigen. Das Ausführen eines Suchtverhaltens ist in den meisten Fällen ein sehr einsamer Akt, der allein oder nur in Anwesenheit anderer Süchtiger durchgeführt wird. Wahrscheinlich finden auch deine Essanfälle nicht vor den Augen deiner Mitmenschen statt, sondern in den meisten Fällen hinter verschlossenen Türen.

Der süchtige Teil in dir hat Angst vor der Verbundenheit mit anderen Menschen. Denn sie ist mit Scham behaftet. Außerdem stellen Menschen eine Gefahr für das Ausführen deines Suchtverhaltens dar, da sie versuchen könnten, dich davon abzuhalten. Der süchtige Anteil behandelt andere Menschen so, wie er das Selbst behandelt: Weder das Selbst noch andere Menschen werden als wichtiger eingestuft als die Sucht. Für die Suchtpersönlichkeit gilt das Motto »Im Krieg und in der Sucht ist alles erlaubt«. Sie ist manipulativ, lügt und betrügt und verhindert dadurch die Entstehung von wahren, intimen Beziehungen mit sich selbst und anderen. Es liegt in der Natur der Sucht, dass Abhängige ihre Entscheidungen zu 100 Prozent zugunsten ihrer Droge fällen. Süchtige, die nicht über die Kapazität verfügen, den Weg der Genesung einzuschlagen, entscheiden sich im Zweifelsfall immer für ihre Droge und gegen ihre Mitmenschen und sich selbst.

Da das Umfeld diese Priorisierung und auch die damit verbundenen Lügen täglich am eigenen Leib erfährt, ist es unmöglich, intime und vertrauensvolle Beziehungen aufzubauen. Denn Familie, Freunde und Partner spüren, dass sie es mit einer zweigeteilten Persönlichkeit zu tun haben. Der eine Teil ist vernünftig und liebenswert, der andere kalt und berechnend. Lange Zeit hoffen sie, dass die erste Persönlichkeit die echte ist und dass die zweite irgendwann verschwindet. Der Wunsch von Angehörigen, den Süchtigen zu ändern, ist genauso menschlich wie unmöglich. Der Süchtige ist abhängig und wird auf jeden Versuch, ihn von seiner Sucht abzubringen, so reagieren, wie ein Liebhaber auf jemanden reagiert, der schlecht über seine Geliebte spricht: mit Feindseligkeit. Solange ein Mensch nicht bereit ist, sich der Heilung aus freien Stücken hinzugeben, wird niemand ihn dazu bewegen können.

Das ständige Betrogen- und Belogenwerden, die extremen Gefühlsschwankungen und die Sturheit und Uneinsichtigkeit des Süchtigen führen zu immer größeren zwischenmenschlichen Konflikten. Mit einem Süchtigen zusammenzuleben ist mit starkem emotionalem Leid und großen Ohnmachtsgefühlen verbunden. Es ist sehr frustrierend und macht wütend. Dadurch gehen viele Beziehungen in die Brüche oder bestehen nur noch an der Oberfläche, weil die Umstände eine tiefere Bindung unmöglich machen. Im Gegenteil entsteht eine große Distanz zwischen dem Süchtigen und seinen Mitmenschen, wodurch er sich selbst immer weiter isoliert.

Achtung, es kann sehr gut sein, dass an dieser Stelle dein Ego mal wieder Rumpelstilzchen spielt und dir lautstark erzählt, dass du niemals andere Menschen manipulieren oder belügen würdest und dass alles, was ich dir sage, absoluter Quatsch ist oder zumindest nicht auf dich persönlich zutrifft. Wie gesagt, es ist die Aufgabe deines Egos, das Bild, das du von dir selbst hast, zu verteidigen. Deshalb ist es ganz natürlich, dass es auf die Barrikaden geht, sobald du es mit bisher unreflektierten Schattenseiten deiner Selbst konfrontierst. Es fällt besonders den Menschen schwer, diese Schattenseiten anzuerkennen, die neben der Sucht noch weitere Überlebensstrategien wie Verdrängung, Harmoniesucht, Helfersyndrom, Perfektionismus und Narzissmus entwickelt haben. Die Betroffenen definieren sich über ihre »harmonischen Beziehungen«, »Hilfsbereitschaft«, »Unfehlbarkeit« oder »Erhabenheit«. Andere Menschen zu verletzen steht folglich im absoluten Widerspruch zu diesen Selbstidentifikationen.

Hinzu kommt, dass Süchtige, sich selbst gegenüber kein Verantwortungsbewusstsein empfinden und sich deshalb auch ihrer Verantwortung gegenüber anderen wenig bewusst sind. Sie tun sich schwer damit, zu verstehen, dass ihre Worte und Taten negative Auswirkungen auf andere haben könnten. Sich selbst einzugestehen, dass man aufgrund der Sucht andere Menschen belügt, betrügt, manipuliert und verletzt, ist ein harter und schmerzhafter Prozess. Deshalb möchte ich dich bitten, dein Ego in Gedanken liebevoll an die Hand zu nehmen und ihm zu sagen, dass es sich hier nur um einen Teil deiner Persönlichkeit handelt, der nicht deinem eigentlichen Wesen entspringt, sondern deiner Sucht. Und dass Heilung nur stattfinden kann, wenn du absolut ehrlich alle Facetten der Abhängigkeit betrachtest. Ohne das ehrliche Hinsehen kannst du nämlich auch keine alternativen Strategien entwickeln, um dich aus den Fesseln der Sucht zu befreien.

Und auch ich kann dein Ego an dieser Stelle schon mal beruhigen, denn allein die Tatsache, dass du dieses Buch bis zu dieser Stelle gelesen hast, zeigt, dass du bereit bist, dich mit deinen Schattenseiten auseinanderzusetzen und Verantwortung zu übernehmen. Um wirklich heilen zu können, darfst du lernen, deine dunklen Seiten immer ehrlicher zu reflektieren, ohne dich dafür zu verurteilen, zu schämen oder das Bedürfnis zu verspüren, dich zu verteidigen. Du darfst lernen, offen zu deinen Taten zu stehen und die Verantwortung für diese zu übernehmen.

Das bedeutet auch, dich bei deinen Mitmenschen zu entschuldigen und sie zu fragen, was du tun kannst, um dein Verhalten wiedergutzumachen. Genauso solltest du respektieren, wenn dein Gegenüber die Angelegenheit lieber nicht besprechen möchte. Achte bitte auch darauf, dich nicht zu rechtfertigen. Der Zweck einer Wiedergutmachung besteht nicht darin, deine Sicht der Dinge darzulegen oder zu erklären, sondern darin, zu deinen Fehlern zu stehen. Fass dich am besten kurz und lass dein Gegenüber spüren, dass die Entschuldigung von Herzen kommt. Diskutiere mit deinem Gegenüber nicht und kritisiere es nicht, auch wenn es nicht positiv auf deine Entschuldigung reagiert. Demut und Aufrichtigkeit können zerbrochene Beziehungen heilen. Den Mut aufzubringen, dich zu entschuldigen und zu deinem Verhalten zu stehen, trägt jedoch unabhängig von der Reaktion deines Gegenübers zur Heilung der Beziehung zu dir selbst bei.

LÖSE UND MEIDE TOXISCHE BEZIEHUNGEN

Du wirst keine gesunde Beziehung mit jemand anderem führen, solange du eine toxische Beziehung zu dir selbst hast. Es kann also gut sein, dass du in der Vergangenheit parallel zu deiner Esssucht eine toxische Beziehung eingegangen bist, in der du dich immer noch befindest.

Es liegt in der Natur deines Unterbewusstseins, darauf zu drängen, die schmerzhaften Erfahrungen, die du als Kind nicht verarbeiten konntest, noch einmal zu durchleben. Dein hungriges Kind fühlt sich zu Menschen hingezogen, die in ihm die gleichen Gefühle aktivieren wie die eigenen Eltern. Wenn deine Eltern dir zum Beispiel das Gefühl gegeben haben, nicht gut genug, dumm oder nicht liebenswert zu sein, wirst du dich unbewusst immer zu Menschen hingezogen fühlen, die dir dasselbe Gefühl vermitteln. Solange du diese Glaubenssätze als erwachsener Mensch nicht aufarbeitest, wird dein hungriges Kind dich unbewusst immer dazu verleiten, die emotionale Beziehung zu deinen Eltern in einer Partnerschaft zu wiederholen. Denn es hofft, diesmal endlich ein Happy End erleben zu dürfen. Wenn du schon deine Eltern nicht von deiner Liebenswürdigkeit überzeugen konntest, dann erhoffst du dir unbewusst, nun wenigstens deinen Partner oder deine Partnerin bekehren zu können.

Dein Inneres Kind strengt sich mit aller Kraft an, den Betrüger in einen loyalen, treuen Partner, den Unabhängigen in einen Hausmann und den Bindungsängstigen in einen Klammeraffen zu verwandeln. Das sind alles sehr unrealistische Ziele, die die Utopie eines Kindes erkennen lassen. Sosehr wir uns das wünschen, so knallhart ist die Realität: Diese Versuche werden allesamt scheitern! Und das ist nicht einmal das Schlimmste an der Sache. Viel schlimmer ist, dass du durch den immensen Aufwand, den du betreibst, um dein Gegenüber von dir zu überzeugen, selbst auf der Strecke bleibst. Du investierst all deine Energie in einen Kampf, den du nicht gewinnen kannst. Diese Kraft und Energie fehlt dir jedoch schlussendlich auf deinem Heilungsweg.

Toxische Beziehungen sind, wie der Name schon sagt, Gift – Gift für deinen Seelenfrieden, dein Selbstbewusstsein und vor allem für deine Genesung. Du kannst nicht im gleichen Umfeld heilen, das dich krank gemacht hat. Solange du in einer toxischen Beziehung bist, wirst du deine unverarbeiteten Traumata immer wieder durchleben. Dadurch wird es dir auf Dauer sehr schwerfallen, auf deine altbewährten Überlebensstrategien zu verzichten.

In einer toxischen Beziehung zu leben bedeutet andauernden Stress und Stress ist einer der Hauptfaktoren, die Suchtverhalten und Rückfälle auslösen. So schwer und Angst einflößend es ist, müssen wir uns, um wirkliche

Heilung zu erfahren, aus toxischen Beziehungen lösen. Wie bei einem Drogenentzug gilt es auch bei toxischen Beziehungen, den kalten Entzug zu wählen. Der schnellste Weg hinaus aus einer toxischen Beziehung ist die absolute Abstinenz. Das heißt, man sollte den Kontakt auf Social Media blockieren, Nachrichten und Bilder aus dem Handy löschen, Erinnerungen aus der Wohnung entfernen, also eben alles entfernen, was an die »Droge« erinnert.

Sollte ein Kontaktabbruch nicht möglich sein, weil ihr eventuell zusammenarbeitet oder gemeinsame Kinder habt, ist es wichtig, den Kontakt so sachlich wie möglich zu gestalten. Denn jede Art von Emotion befeuert schnell wieder das System. Außerdem solltest du aktiv Gedankenhygiene betreiben und dich vor den immer wiederkehrenden zweifelnden Gedanken bestmöglich mit konstruktiven Methoden ablenken. Sport, Freunde treffen und alte Hobbys reaktivieren sind nur einige wenige Beispiele. Es kann ebenfalls hilfreich sein, eine »Shitlist« zu schreiben, denn oft verklärt sich das Bild auf diese Beziehung im Nachhinein und man erinnert sich nur an die schönen Momente. Eine Shitlist kann helfen, sich in zweifelnden Momenten die Realität wieder vor Augen zu führen.

Für mehr Informationen zu diesem komplexen Thema empfehle ich dir folgende Podcastfolge – hier findest du mehr Informationen darüber, wie du eine toxische Beziehung erkennst und welche Schritte du im Detail zu einer Lösung der Situation befolgen solltest.

Podcastempfehlung

Den Podcast findest du unter dem Namen »Lifestyle schlank« auf allen Podcast-Apps und auf meiner Webseite shinecoaching.de.

127 Toxische Beziehungen erkennen und verstehen

Sollten bei dir Suizidgedanken auftreten, zögere bitte keine Sekunde, dir professionelle Hilfe zu suchen!

Falls du dich nicht schon in einer toxischen Beziehung befindest, achte bitte auch darauf, dass du in Zukunft keine toxische Beziehung eingehst. Einen süchtigen Persönlichkeitsanteil zu haben bedeutet, dass die konsumierten Substanzen oder Verhaltensweisen sich verändern können: Bei Engpässen oder allgemeinen Veränderungen ist die Suchtpersönlichkeit in der Lage, das Objekt der Sucht zu wechseln. Ein süchtiger Mensch muss sich deshalb immer darüber im Klaren sein, dass seine Neigung zur Sucht nicht verschwindet, indem er aufhört, eine Substanz zu konsumieren, oder ein Suchtverhalten nicht ausführt. Abstinent von deinem Essverhalten zu sein, macht dich leider nicht gleichzeitig resistent gegen andere Formen der Sucht, wie auch eine toxische Beziehung eine ist.

Anstatt nur deine Beziehung zum Essen zu kontrollieren, darfst du deshalb lernen, den süchtigen Anteil in dir achtsam zu überwachen. Dein Ziel ist es, nicht nur die Beziehung zu deinem Essverhalten zu heilen, sondern vor allem die Beziehung zwischen deinem Selbst und dem süchtigen Anteil in dir. Solange diese Beziehung nicht geheilt ist, wird die Suchtpersönlichkeit immer nach Möglichkeiten suchen, Erlösung und Erfüllung in anderen Abhängigkeiten zu finden.

SCHRITT 10: REPARENTING – SCHENKE DIR SELBST DIE LIEBE, DIE DIR ALS KIND GEFEHLT HAT

Ob sich ein Kind gesund entwickelt, hängt, wie wir erfahren haben, davon ab, ob seine Grundbedürfnisse ausreichend befriedigt wurden. Kinder wünschen sich, körperlich, emotional und spirituell von ihren Eltern versorgt zu werden. Diejenigen, die in ihren Grundbedürfnissen abgeholt wurden, lernen, dass es sicher ist, die eigenen Bedürfnisse zu äußern und andere Menschen um Hilfe zu bitten. Leider haben viele Eltern selbst nie gelernt, ihre eigenen Bedürfnisse zu befriedigen. Dementsprechend können sie auch nicht auf die Bedürfnisse ihrer Kinder eingehen. Sie sind selbst traumatisiert und können darum ihre eigenen Gefühle nicht regulieren und ihr Nervensystem nicht ins Gleichgewicht bringen. Dementsprechend fehlt es ihnen an psychischer Widerstandskraft (Resilienz).

Da sie sich ständig im Überlebensmodus befinden, kreisen ihre Gedanken ausschließlich um sich selbst und so haben sie keine Kapazitäten frei, um sich ausreichend auf ihre Kinder einzulassen. In einem derartigen Familiensystem dreht sich alles einzig und allein um die Bedürfnisse der Mutter oder des Vaters. Statt einen Bezug zu seinen eigenen Bedürfnissen herzustellen, lernt das Kind, sich auf die Bedürfnisse der Eltern zu fokussieren.

Sollte auch dir als Kind nicht die Liebe und Fürsorge zuteilgeworden sein, die du gebraucht und verdient hättest, darfst du als Erwachsener nun lernen, dir selbst all das zu geben, was dir als Kind gefehlt hat. Aber woher weißt du überhaupt, dass dir in der Kindheit etwas gefehlt hat? Die stärksten Prägungen erfährst du im Alter von ein bis drei Jahren. Das ist jedoch auch die Zeit, an die du dich sehr wahrscheinlich nicht mehr erinnerst. Das autobiografische Gedächtnis eines Menschen setzt frühestens im Alter von drei Jahren ein, an die Zeit davor erinnert sich also niemand bewusst. Im Prinzip brauchst du auch keine spezifische Erinnerung, um zu wissen, dass du in deinen Grundbedürfnissen nicht ausreichend abgeholt wurdest. Du erkennst es bereits an den Selbstschutzstrategien, die du entwickelt hast. Wärst du als Kind ausreichend umsorgt worden, würdest du in deinem Leben nicht ständig aus dem Überlebensmodus heraus handeln.

Wichtig ist, dass du diese Strategien nicht mit deinem Selbst verwechselst, sondern dir immer wieder bewusst machst, dass sie das Resultat eines Entwicklungstraumas sind. Wie bereits erwähnt, fällt es Menschen jedoch oft sehr schwer, sich einzugestehen, dass die eigenen Eltern Fehler und Schwächen haben. Um dir selbst Mitgefühl entgegenzubringen und deine eigenen Bedürfnisse wahrzunehmen, ist es jedoch sehr wichtig, dass du dir ein realistisches Bild von deinen Eltern machst. Folgende Fragen können dir helfen, mehr Klarheit über die Situation zu bekommen, in der du aufgewachsen bist.

- Wie alt waren deine Eltern, als du geboren wurdest?
- Waren sie zusammen oder getrennt?
- Welche Gefühle hat deine Geburt vermutlich in ihnen ausgelöst?
- Gab es Familie, Bekannte oder Verwandte, die deine Eltern unterstützt haben?
- Was weißt du darüber, wie es deiner Mutter nach der Geburt erging?
- Wie war die finanzielle Situation deiner Eltern zum Zeitpunkt deiner Geburt?
- In welchen Verhältnissen sind deine Eltern aufgewachsen?
- Mit welchen Themen aus ihrer Kindheit haben sie bis heute zu kämpfen?
- Glaubst du, dass unter diesen Umständen die volle Aufmerksamkeit deiner Eltern auf dir lag? Wäre das unter diesen Umständen überhaupt möglich gewesen?

Ich möchte hier noch einmal ganz klar betonen, dass es hier nicht darum geht, Eltern zu kritisieren. Wenn wir uns als Erwachsene in unsere Eltern hineinversetzen, dann verstehen wir sehr gut, dass es ein sehr anstrengender Fulltime-Job ist, ein Baby in seinen Grundbedürfnissen zu versorgen – selbst wenn die Rahmenbedingungen damals gut gewesen wären. In den meisten Fällen sind die Rahmenbedingungen jedoch alles andere als gut. Oft fehlt es an Zeit, Geld oder auch an der eigenen physischen oder psychischen Gesundheit.

Es geht bei der Inneren-Kind-Heilung deshalb nicht darum, seinen Eltern Vorwürfe zu machen. Die Vergangenheit ist ohnehin vorbei und lässt sich nicht mehr verändern. Vielmehr geht es darum, ein tiefes Verständnis für dich selbst und für die Überlebensstrategien, die du aufgrund deiner Kindheit entwickeln musstest, aufzubringen.

Mein Wunsch ist es, dass du den ständigen Kampf GEGEN dich in einen Kampf FÜR dich verwandeln kannst. Anstatt deine Eltern für dein Leid verantwortlich zu machen und dich somit deinem Schicksal zu ergeben, lernst du im Prozess der Inneren-Kind-Heilung, Verantwortung für dich selbst zu übernehmen und dir selbst zu schenken, was dir als Kind gefehlt hat.

Dieser Prozess wird in der Psychologie Reparenting genannt. Das bedeutet, wir übernehmen als Erwachsene die Elternrolle gegenüber unserem hungrigen Inneren Kind. Und so wie es die erste Aufgabe deiner Eltern gewesen wäre, deine Bedürfnisse zu erkennen und zu befriedigen, ist es nun auch deine erste Aufgabe, deine eigenen Bedürfnisse wahrzunehmen und jene Dinge zu lernen, die es dir ermöglichen, sie zu befriedigen.

FOCUSING: VERBINDE DICH MIT DEINEN BEDÜRFNISSEN

Die Frage ist nun, wie du den Schlüssel zu dem Verlies wiederfindest, in dem deine verdrängten und betäubten Gefühle eingesperrt sind. Um dich bei dieser Suche zu unterstützen, möchte ich dir eine kleine Übung mit auf den Weg geben. Die Übung ist abgeleitet von einer Methode, die sich Focusing nennt und vom US-amerikanischen Philosophen und Psychotherapeuten Eugene T. Gendlin entwickelt wurde. Beim Focusing geht es darum, sich über die eigenen Körperempfindungen mit seinen Gefühlen und Bedürfnissen zu verbinden. Wie du bereits weißt, sind all deine Erfahrungen und auch all deine Emotionen in deinem Unterbewusstsein gespeichert. Das Problem ist, dass du bewusst keinen Zugriff auf diese Informationen hast. Vielen Erwachsenen fällt es schwer, ihre Gefühle überhaupt beim Namen zu nennen. Das liegt daran, dass Menschen Gefühle entwickeln, bevor sie sprechen können. Gefühle speichern sich jedoch immer in unserem Körpergedächtnis ab und zeigen sich als kaum wahrnehmbare körperliche Empfindungen. Diese unscheinbaren Empfindungen wahrzunehmen, kannst du dir wie eine kleine Öffnung zu deinem Unterbewusstsein und damit zu deinen Bedürfnissen und Gefühlen vorstellen. Mit der Focusing-Methode lernst du, diese Öffnung zu nutzen.

In dieser von mir angeleiteten Audiomentalübung konzentrierst du dich besonders auf deine Körpermitte, also auf den Bauch- und Brustraum. Du lernst, deine Achtsamkeit auf die scheinbar kleinen Empfindungen zu richten, zum Beispiel ein Kribbeln, ein Druck oder ein leichtes Ziehen. Denn es sind genau diese Empfindungen, die wir häufig gar nicht wahrnehmen oder einfach übergehen.

Such dir nun einen ruhigen Ort, an dem du eine Weile lang ungestört meinen Worten lauschen kannst.

Audiomentalübung: Focusing

Du findest die Mentalübung als Gratis-MP3-Download auf meiner Website: https://shinecoaching.de/audiouebungendeininnereskindwillsattwerden/ Nutze für den Download bitte das Passwort: LSSA3.

Du kannst diese Übung nach Belieben wiederholen, um dich mit deinen Gefühlen zu verbinden. Zusätzlich kannst du im Alltag weiterhin trainieren, regelmäßig deine Körperempfindungen wahrzunehmen. Stell dir dafür immer wieder folgende Fragen:

- Wie geht es mir?
- Wie fühlt sich meine Beziehung an?
- Wie fühlt es sich an, dieser Person zu vertrauen?
- Wie fühlt sich die Beziehung zu meiner Mutter / meinem Vater an?
- Wie fühlt es sich an, Nein zu sagen?
- Wie fühlt es sich an, allein zu sein?

Du kannst dir beliebige Fragen stellen, die dir auf der Seele liegen. Wichtig ist, dass du bei den Antworten auf die Reaktionen deines Körpers achtest.

EMOTIONAL FREEDOM TECHNIQUE (EFT): NEUE GLAUBENSSÄTZE VERINNERLICHEN

»Dein schlimmster Feind kann dich nicht so sehr verletzen wie deine eigenen unbewachten Gedanken. Aber wenn du sie einmal gemeistert hast, kann dir niemand so hilfreich zur Seite stehen wie sie – nicht einmal dein Vater und deine Mutter.«

BUDDHISTISCHE WEISHEIT

Wie besprochen ist das Fatale an einem Entwicklungstrauma, dass es im Gegensatz zu einem Schocktrauma kein Davor gibt. Während Betroffene eines Schocktraumas den Unterschied zu ihrem vorherigen Leben wahrnehmen, verwechseln Betroffene eines Entwicklungstraumas das entstandene Trauma mit ihrem Leben. Kinder können nicht beurteilen, ob das Verhalten oder die Botschaften ihrer Eltern richtig oder falsch sind, sie halten sie einfach für wahr. Aus den Du-Botschaften unserer Eltern und unserer kindlichen Interpretation von diesen formt sich unser Selbstbild.

Aus »Du bist zu laut!« wird »Ich bin zu laut.«
Aus »Du bist zu dick!« wird »Ich bin zu dick.«
Aus »Du bist zu sensibel!«, wird »Ich bin zu sensibel.«
Aus »Du machst das falsch!« wird »Ich mache immer alles falsch.«
Aus »Du verstehst das nicht!« wird »Ich bin zu dumm.«

Bleiben diese negativen Glaubenssätze unentdeckt, entwickeln sie sich im Laufe des Lebens zwangsläufig zu einer selbsterfüllenden Prophezeiung. Eine selbsterfüllende Prophezeiung ist eine Rückkopplungsschleife zwischen Erwartung und Verhalten: Durch eine bestimmte Erwartung verhältst du dich unbewusst so, dass sich das erwartete Resultat einstellt. Wenn du beispielsweise glaubst, dumm zu sein, wirst du bestimmte Herausforderungen gar nicht erst in Angriff nehmen, weil du bereits erwartest, dass deine angeblich fehlende Intelligenz dazu führen wird, dass du scheitern wirst. Folglich verwehrst du dir die Chance, eine korrigierende Erfahrung zu machen, die dich vom Gegenteil überzeugen könnte.

Wenn du glaubst, nicht liebenswert zu sein, und bereits erwartest, dass dich andere Menschen ablehnen, wirst du dich sozial auch eher introvertiert und defensiv verhalten. Dadurch, dass du dich präventiv zurückziehst, verwehrst du dir die Möglichkeit, deine sozialen Kompetenzen und damit dein Selbstbewusstsein zu stärken. Das hat zur Folge, dass du tatsächlich sozial nicht gut integriert bist und dich von der Gesellschaft abgelehnt fühlst, was dich wiederum in deinem Glaubenssatz bestätigt, nicht liebenswert zu sein.

Durch jahrelange Prägung und Wiederholung sind Glaubenssätze tief in unseren Denk- und Handlungsmustern verwurzelt. Wir nutzen unsere inneren Überzeugungen ganz automatisch, um Situationen zu beurteilen, Informationen zu deuten oder Entscheidungen zu treffen. Solange wir an diesen Gedanken festhalten, werden wir immer wieder die gleiche Realität erleben. Um uns nachhaltig zu verändern, müssen wir deshalb zwangsläufig unsere Glaubenssätze ändern. Du kannst nicht weiterhin denken, dass du nicht gut genug bist, und gleichzeitig erwarten, dass du selbstbewusster wirst. Solange du davon ausgehst zu scheitern, kannst du auch keinen Erfolg erwarten. Du wirst auch keine gesunden Beziehungen führen, solange du davon überzeugt bist, nicht liebenswert zu sein. Solange du glaubst, dass etwas schiefgehen wird, trägst du unbewusst zum Scheitern bei. Die Überzeugung, nicht heilen zu können, trägt unbewusst dazu bei, in der Sucht gefangen zu bleiben.

Denk immer daran, Glaubenssätze haben die unangenehme Eigenschaft, zu einer selbsterfüllenden Prophezeiung zu werden. Die gute Nachricht ist: Du kannst deine sabotierenden Glaubenssätze ändern und durch neue – motivierende – ersetzen. Um das zu tun, darfst du dir im ersten Schritt über deine sabotierenden Glaubenssätze bewusst werden.

Da wir unsere Glaubenssätze für unsere Realität halten, ist das oft gar nicht so einfach. In meiner Arbeit mit Menschen ist mir aufgefallen, dass es uns immer leichter fällt, etwas zu begreifen, das wir mit unserem bewussten Verstand wahrnehmen können. Deshalb schlage ich meinen

Klient*innen oft vor, auf der Suche nach ihren unbewussten Überzeugungen rückwärts vorzugehen. Denn alles, was jetzt in unserem Leben ist, die Qualität unserer Beziehungen, unser Job, unsere Finanzen, unsere Gesundheit und unsere Fitness, sind Resultate unserer inneren Überzeugungen. Die Resultate in deinem Leben sind, vereinfacht gesagt, die manifestierte Form deiner Gedanken. Um deine negativen Überzeugungen über dich selbst und das Leben aufzudecken, kannst du deshalb wie folgt vorgehen: Analysiere die Lebensbereiche, in denen du zum jetzigen Zeitpunkt nicht zufrieden mit den Resultaten bist. Frage dich: Welche Gedanken und damit verbundenen Gefühle haben zu diesen unbefriedigenden Ergebnissen geführt? Wenn du zum Beispiel unzufrieden in deinem Beruf bist, dann frage dich, welcher Gedanke über dich selbst, über Geld oder die Arbeitswelt dafür gesorgt hat, dass du dich nun in dieser Situation befindest. Und welcher Gedanke hält dich davon ab, etwas an der Situation zu ändern?

Vielleicht denkst du zum Beispiel: »Ich bin zu dumm, um einen anderen Job zu machen« oder »Ich bin für einen anderen Job nicht gut oder schön genug« oder »Geld verdienen darf keinen Spaß machen«. Wenn du in einer unglücklichen Beziehung bist, überlege dir, was dich davon abhält, dich zu trennen. Denkst du vielleicht: »Ich bin nicht attraktiv genug und werde deshalb keinen anderen Partner mehr finden«? Oder denkst du: »Ich bin finanziell abhängig, weil ich nicht schlau genug bin, um auf eigenen Füßen zu stehen«? Oder denkst du sogar, dass du die schlechte Behandlung durch deinen Partner verdient hast, weil du nicht liebenswert bist? Mit dieser Vorgehensweise kannst du deine negativen Gedanken über dich selbst und das Leben enttarnen. Sobald du die sabotierenden Gedanken entlarvt hast, ist es wichtig, dass du dir vor Augen führst, dass es sich dabei lediglich um Gedanken handelt und nicht um die Realität.

Wie ich dir an den Beispielen zum Thema selbsterfüllende Prophezeiung erläutert habe, erschaffst du dir deine Realität lediglich durch deine Gedanken. Zum Glück bedeutet dies gleichzeitig auch, dass du dir über neue positive Gedanken eine neue und bessere Realität erschaffen kannst. Sobald du anfängst, das, was du glaubst, infrage zu stellen, und dich dafür öffnest, neue Gedanken für wahr zu halten, veränderst du die Realität, in der du lebst. Wenn du zum Beispiel trainierst, dich selbst als liebenswert und gut genug zu betrachten, wirst du andere Entscheidungen fällen, die dazu führen, dass auch diese Gedanken zu einer selbsterfüllenden Prophezeiung werden. Jemand, der fest davon überzeugt ist, liebenswert zu sein, lässt sich zum Beispiel nicht länger von einem Partner schlecht behandeln. Jemand, der sich selbst seiner Intelligenz bewusst ist, scheut sich nicht davor, einen neuen Job zu suchen.

Um deine derzeitige Realität und damit deine Glaubenssätze anzuzweifeln, solltest du dir regelmäßig die Frage stellen: Stimmt das wirklich? Auch wenn es sich anfangs komisch anfühlt, solltest du es dir zur Gewohnheit machen, das, was du glaubst, regelmäßig zu hinterfragen. Dieses Vorgehen wird Realitätscheck genannt. Im nächsten Schritt kannst du deine sabotierenden Glaubenssätze dann ins Gegenteil umwandeln. Aus einem »Ich bin nicht gut genug« machst du zum Beispiel »Ich bin gut und richtig, so wie ich bin«. Oder »Ich bin nicht liebenswert« wird zu einem »Ich habe Liebe und Zuneigung verdient«.

Leider ist es gar nicht so leicht, sich von seinen alten Überzeugungen zu lösen und neue, gegenteilige Gedanken als wahr zu erachten. Dadurch, dass wir unsere Glaubenssätze jahrelang als unsere einzige Realität betrachten, sind sie tief in unseren Denk- und Handlungsmustern verwurzelt. Wir nutzen unsere inneren Überzeugungen ganz automatisch, um Situationen zu beurteilen, Informationen zu deuten oder Entscheidungen zu treffen. Selbst wenn dir bewusst wird, dass es sich etwa bei deiner Überzeugung, nicht gut genug zu sein, um einen Glaubenssatz handelt, wirst du dich nicht von heute auf morgen davon überzeugen können, eigentlich doch zu genügen. Es braucht Zeit, bis dieser neue Gedanke über dich selbst von deinem Verstand in dein Herz übergegangen ist. Deshalb solltest du dir deine neuen Glaubenssätze immer wieder bewusst machen. Schreibe sie gern auf eine Haftnotiz, die du an deinen Computer oder Spiegel klebst, oder sage dir die positiven Überzeugungen jeden Tag mehrmals auf. Entwickle eine tägliche Routine, um dich immer wieder in deinem neuen Denken zu trainieren.

Eine sehr effektive Methode, um deine neuen Glaubenssätze zu trainieren, ist die Emotional Freedom Technique (EFT). Sie wurde von Gary Craig in den USA entwickelt. Hierbei handelt es sich um eine Methode der energetischen Psychologie. Darunter versteht man Therapie- und

Behandlungsrichtungen wie Hypnotherapie, NLP, Kinesiologie, Akupunktur und Meridiantherapie, die davon ausgehen, dass es im Körper ein Energiesystem gibt, das sich positiv oder negativ auf die körperliche und psychische Gesundheit auswirken kann. Solange die Energie im Körper frei fließen kann, ist der Mensch körperlich und seelisch gesund. Körperliche und seelische Probleme stören den natürlichen Energiefluss im Körper, und die blockierte Energie erschwert wiederum die Heilung. Mit der EFT-Tapping- bzw. Klopftechnik können wir die Energie wieder ins Fließen bringen. Durch das Klopfen wird der Parasympathikus aktiviert und damit dein Nervensystem beruhigt. In diesem beruhigten Zustand können energetische Blockaden, Glaubenssätze, Ängste und Schmerzen leichter aufgelöst werden.

Zusätzlich kann EFT dafür genutzt werden, um neue positive Gedanken und Gefühle in unserem Körpergedächtnis zu verankern. Durch die sanften Berührungen wird während des Klopfens das Bindungs- und Kuschelhormon Oxytocin ausgeschüttet, das bewirkt, dass dir deine neuen Glaubenssätze wortwörtlich mehr unter die Haut gehen.

Ich erkläre dir im Folgenden einmal so verständlich wie möglich, wie die Klopftechnik theoretisch funktioniert. Im Bonusmaterial findest du jedoch auch ein Video, in dem wir gemeinsam den Glaubenssatz »Ich bin nicht gut genug« (weg-)klopfen. Das Video wird dir helfen, die Theorie besser zu verstehen und die Klopftechnik sofort praktisch anzuwenden. Die Anleitung soll dir lediglich ein Grundverständnis verschaffen.

EFT baut auf 6 Bausteinen auf:

Zunächst verbinden wir uns mit einem Problem und bewerten es auf einer Skala von 1 (leicht) bis 10 (schwer).

Dann fassen wir das Problem in einem kurzen Satz zusammen, das ist der sogenannte Set-up-Satz oder auch PU (Psychologische Umkehr) genannt. Vor diesen Satz setzen wir ein »auch wenn«. Zum Beispiel: Auch wenn ich den Glaubenssatz habe, nicht gut genug zu sein, liebe und akzeptiere ich mich so, wie ich bin.

Dann folgt eine Klopfsequenz mit 11 Punkten (siehe unten), in der wir das Problem benennen und klopfen. Hier klopfen wir nur das Problem. Zum Beispiel: »Dieser Glaubenssatz, nicht gut genug zu sein, der mich so belastet«.

EFT: Emotional Freedom Techniques

Für das Klopfen nimmst du am besten die Fingerspitzen von deinem Zeige- und Mittelfinger

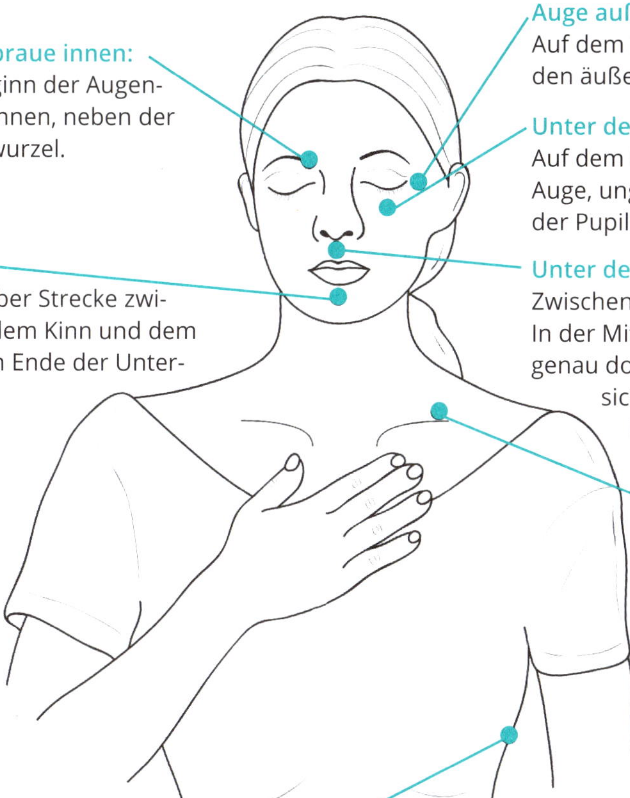

Augenbraue innen:
Am Beginn der Augenbraue innen, neben der Nasenwurzel.

Auge außen:
Auf dem Knochen, angrenzend an den äußeren Augenwinkeln.

Unter dem Auge:
Auf dem Knochen unter dem Auge, ungefähr 2,5 cm unterhalb der Pupille.

Kinn:
Auf halber Strecke zwischen dem Kinn und dem unteren Ende der Unterlippe.

Unter der Nase:
Zwischen Nase und Oberlippe. In der Mitte deiner Nasenwurzel, genau dort, wo deine Nasenflügel sich treffen und nach oben hin zur Stirn verlaufen.

Schlüsselbein:
An der Stelle, an der Brustbein, Schlüsselbein und erste Rippe zusammentreffen, befindet sich der Schlüsselpunkt.

Unter dem Arm:
Seitlich des Körpers in einer Linie mit den Brustwarzen (bei Männern) oder auf Höhe der BH-Linie (für Frauen). Dieser Punkt liegt etwa 10 cm unterhalb der Achselhöhle.

Die Klopfsequenz mit 11 Punkten beinhaltet vier Punkte auf der Hand. Diese sind auf der Illustration auf Seite 179 detaillierter dargestellt.

Dann folgt die sogenannte 9-Gamut-Abfolge (siehe unten). Diese nutzt bestimmte Augenbewegungen und das Summen einer Melodie, um die linke und rechte Gehirnhälfte miteinander zu verbinden.

Dann folgt wieder die 11-Punkte-Klopfsequenz.

Am Ende atmest du einmal tief ein und aus und beobachtest, inwiefern sich das Problem auf der Skala bereits verbessert hat.

9-Gamut-Abfolge

Während des gesamten Prozesses der 9-Gamut-Abfolge klopfst du den 9-Gamut-Punkt (siehe türkisen Punkt auf der Hand)

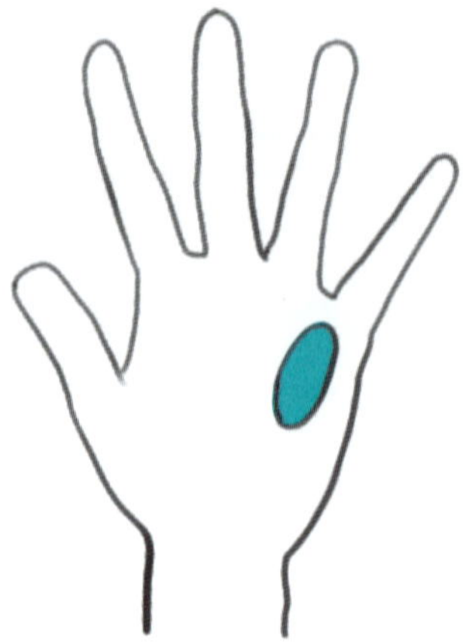

- Schau nach rechts unten und wieder gerade
- Schau nach links unten und wieder gerade
- Kreise mit den Augen zweimal im Uhrzeigersinn
- Kreise mit den Augen zweimal gegen den Uhrzeigersinn
- Schließe deine Augen und summe für 3–5 Sekunden ein Lied
- Öffne deine Augen – zähle von 5 bis 1
- Schließe deine Augen und summe noch mal ein Lied

Handpunkte

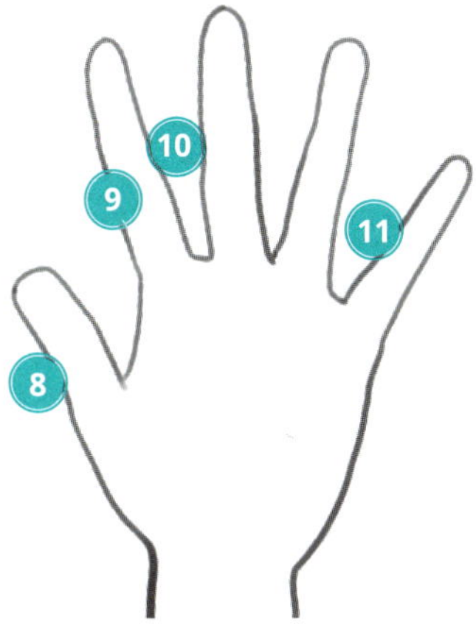

Wenn du ins Thema EFT noch tiefer einsteigen möchtest, findest du in der Premium-Variante meiner Daily-Shine-Dankbarkeitsapp einen ausführlichen Videokurs und viele verschiedene Übungen zum Mitmachen.

EFT-VIDEO:

Unter diesem QR-Code findest du ein Video zum Thema EFT. Nutze für den Download bitte das Passwort: LSSA3.

Die App findest du auf shinecoaching.de oder direkt unter diesem QR-Code.

SPIEL: SCHENKE DIR DIE LEICHTIGKEIT, DIE DIR ALS KIND GEFEHLT HAT

Spielen ist für die kindliche Entwicklung so wichtig wie Schlafen, Essen und Trinken. Kinder sind laut und ständig in Bewegung, sie gehen oder reden nicht, sie hüpfen, rennen und schreien. Ausreichende Bewegung ist sowohl körperlich als auch seelisch extrem wichtig für die Gesundheit eines Kindes. Die Motorik, die Muskulatur, aber auch die inneren Organe müssen geschult und trainiert werden. Damit sich ein Kind gesund entwickeln kann, braucht es pro Tag zwei bis drei Stunden Bewegung. Kinder, die sich zu wenig bewegen, leiden später nachweislich häufiger an Übergewicht, einem schwachen Herz-Kreislauf-System, einer schwachen Muskulatur und physischen Erkrankungen. Nur wenn Körper, Geist und Seele genug Auslauf bekommen, kann sich das Kind gesund entwickeln.

Wie wir bereits gelernt haben, ist das Gehirn des Kindes bei der Geburt noch nicht vollständig ausgereift. Wichtige Nervenverbindungen bilden sich während der ersten Lebensjahre noch aus. Beim Spielen sammeln Kinder vielfältige Erfahrungen, dabei erleben sie Gefühle wie Stolz, Enttäuschung, Freude und Wut. Je vielschichtiger und häufiger gespielt wird, desto besser verschaltet sich das kindliche Gehirn. Spielen ist der natürliche Weg eines jeden Kindes, sich mit der Welt vertraut zu machen, sie zu begreifen und auf sie einzuwirken. Man könnte sagen, Spielen ist der kindliche Zugang zur Welt.

Um sich spielerisch austoben zu können, muss ein Kind in einem Umfeld aufwachsen, das ihm den Raum und die Sicherheit dafür bietet. Wenn Eltern physisch oder psychisch nicht in der Lage sind, ihrem Kind genügend Aufmerksamkeit, Raum, Sicherheit und Liebe zu schenken, wird das Kind in seiner Entwicklung weitreichend gestört. Erlebt ein Kind seine Eltern als bedürftig, tritt es automatisch aus seiner kindlichen Rolle heraus und versucht, Verantwortung für den Erwachsenen zu übernehmen und ihm zu helfen. Übernimmt ein Kind in der Familie die Elternrolle, spricht man in der Psychologie von Parentifizierung. Parentifizierung tritt häufig dann auf, wenn Eltern sich in emotional extrem fordernden Situationen wie einer Scheidung, einer toxischen Beziehung, einer heftigen beruflichen Herausforderung oder aber auch in einer Trauerphase befinden.

Besonders häufig tritt Parentifizierung auch auf, wenn Eltern unter psychischen Störungen wie Depressionen, Psychosen, Phobien oder Zwängen leiden.

Rund zwei bis drei Millionen Kinder in Deutschland wachsen in Familien auf, in denen mindestens ein Elternteil psychisch erkrankt ist. Diese Kinder stehen meistens ohne Hilfe da und sind mit der Situation maßlos überfordert. Keine Chance auf eine unbeschwerte Kindheit hatten auch die sechs Millionen Erwachsenen in Deutschland, die in Familien aufwuchsen, in denen mindestens ein Elternteil unter einer Abhängigkeitserkrankung litt. In diesen Familien ist der süchtige Elternteil nicht in der Lage, den kindlichen Bedürfnissen gerecht zu werden – und der andere Elternteil ist so sehr mit dem suchtkranken Partner beschäftigt, dass das eigene Kind permanent zurückstecken muss.

Parentifizierung tritt jedoch auch in weniger gravierenden Fällen auf, zum Beispiel dann, wenn Eltern ihre Kinder in einen Loyalitätskonflikt bringen oder ihnen Wissen aufbürden, mit dem sie nicht umgehen können. Wenn Eltern beispielsweise ihre Kinder in Streitigkeiten einbeziehen oder von ihnen verlangen, Partei zu ergreifen. Das Perfide an Parentifizierung ist, dass die Eltern-Kind-Beziehung auf vermeintlicher Augenhöhe für Außenstehende, aber auch für die Betroffenen selbst, besonders harmonisch wirkt. Mit Stolz sagen viele Kinder: »Meine Mama ist meine beste Freundin«, oder Außenstehende sagen: »Ich wünschte mir auch so eine freundschaftliche Beziehung zu meiner Tochter oder meinem Sohn.« In der Realität handelt es sich hier aber um eine gestörte, symbiotische Beziehung, die das Kind psychisch stark belastet.

Kinder brauchen feste, klare und konsequente Leitfiguren, an denen sie sich orientieren können. Sie sind entwicklungsbedingt nicht in der Lage, alle Aspekte, Gedankengänge und Probleme der Erwachsenenwelt zu verstehen, geschweige denn zu verarbeiten. Kinder brauchen ihre Eltern als Vorbild, Maßstab und Lehrer, nicht als Freunde. Die Aufgabe von Eltern ist es, für ihre Kinder zu sorgen und ihnen beizubringen, wie sie die Herausforderungen des Lebens meistern können. Ziehen Eltern ihre Kinder in ihre persönlichen Dramen mit hinein, sorgen sie dafür, dass die Kinder sich maßlos überfordert fühlen, was sich wiederum schädlich auf ihre Entwicklung auswirkt.

Kinder brauchen Regeln, Grenzen und klare Entscheidungen vonseiten der Eltern. Aufgrund ihrer mangelnden Erfahrung können sie Situationen nicht einschätzen und sind deshalb mit großen Entscheidungen schlichtweg überfordert. Vor allem bei anhaltender Parentifizierung laufen Kinder Gefahr, schädliche Anpassungsstrategien, kontraproduktive Persönlichkeitseigenschaften oder Störungen der Persönlichkeit zu entwickeln. Zum Beispiel können sie kein Nähe-Distanz-Gefühl entwickeln, haben Angst, verlassen zu werden, oder können sich nicht selbst beruhigen. Parentifizierte Kinder schwanken ständig zwischen einem Gefühl von Macht und Versagensängsten. Einerseits schmeichelt es ihnen, für das Wohlergehen der Eltern verantwortlich zu sein, was ihnen ein Machtgefühl verleiht. Die dabei entstehenden Omnipotenzgefühle können narzisstische Strukturen zur Folge haben. Andererseits lebt das parentifizierte Kind in der ständigen Angst, die Liebe der Eltern zu verlieren, sobald es nicht ausreichend performt. Es fühlt sich ängstlich und wertlos, weil es spürt, den hohen Anforderungen nicht gerecht werden zu können.

Parentifizierung führt dazu, dass ein Kind nichts von dem erlebt, was eigentlich zu dieser Zeit wichtig für seine Entwicklung wäre. Freunde treffen, unbesorgt spielen, Geborgenheit und Sicherheit – also einfach Kind sein. Ein Kind muss Kind sein dürfen! Es ist die Verantwortung der Eltern, auf die Bedürfnisse des Kindes einzugehen, sodass es sorglos, spontan und spielerisch groß werden kann. Haben deine Eltern dir diesen Raum geboten? Oder musstest du viel zu früh erwachsen werden? Falls du viel zu früh erwachsen werden musstest, ist es an der Zeit, dass du dir heute erlaubst, deine ungelebte kindliche Seite (wieder) zu entdecken und zu leben. Dass Traumata während des Heilungsprozesses aufgearbeitet werden sollten, ist uns bewusst, was wir jedoch oft übersehen, ist, dass Heilung auch bedeutet, die Sonnenseiten in uns (wieder) zu entdecken. Denn nur weil wir nie gelernt haben, unbeschwert glücklich zu sein, heißt das nicht, dass das Bedürfnis danach nicht weiterhin in uns schlummert.

Wie wir bereits im Kapitel über die Suchtveranlagung erfahren haben, leiden emotional vernachlässigte Kinder an einem grundsätzlichen Dopamin- und Endorphinmangel, was die Sehnsucht nach unbeschwerter Freude verstärkt. Die Unfähigkeit, diese Sehnsucht auf natürliche Art und Weise zu befriedigen, lässt sie auf Genuss- und Suchtmittel zurückgreifen. Weil sie nie gelernt haben, sich mit ihrer kindlichen Unbeschwertheit zu verbinden, und trotzdem das Gefühl haben, diese verdient zu haben, holen sie sie auf künstliche Art in ihr Leben. Sie kommen weiterhin all ihren Pflichten im Beruf, in der Familie, in Freundschaften und in anderen gesellschaftlichen Bereichen nach, um sich anschließend mit einem Eis zu belohnen oder bei einer leckeren Pizza und einem Glas Wein zu entspannen.

Obwohl sie es besser wissen, glauben sie, so Freude und Leichtigkeit in ihr Leben zu bringen. Zucker und Fett erhöhen sowohl den Endorphin- als auch den Dopaminspiegel, was kurzzeitig auch zu dem ersehnten Glücksrausch führt. Dieser hält jedoch leider nur kurz an, und sobald der Pegel wieder sinkt, fallen die Betroffenen in ein noch tieferes Loch. Du darfst also lernen, deinen Dopamin- und Endorphinspiegel mit nachhaltigem Effekt und konstruktiven Methoden zu erhöhen. Der Verzicht auf deine bisher einzige Quelle des Glücks kann nur dann funktionieren, wenn du lernst, deine ursprünglichen kindlichen Bedürfnisse nach Spaß und Spiel (wieder) zu entdecken.

Mach dich also aktiv auf die Suche nach neuen Dopamin- und Endorphinquellen. Zum einen solltest du nach neuen Hobbys oder Projekten Ausschau halten, zum anderen darfst du auch kleine Aktivitäten im Alltag einbauen, bei denen du regelmäßig für einen kurzen Moment Kind sein darfst. Singe oder tanze zum Beispiel beim Putzen einfach mal drauflos, schau deinen Kindern auf dem Spielplatz nicht nur zu, sondern spiele mit; traue dich, alberne Gespräche mit deinen Freunden zu führen; pflücke ein paar schöne Blumen im Wald; sammle Kastanien oder starte eine Kissenschlacht mit deinem Partner. Das sind natürlich nur Anregungen und Beispiele.

Es ist wichtig, dass du Kontakt zu deinem Inneren Kind aufnimmst, um herauszufinden, welche spielerische Seite endlich gelebt werden will. Um dich mit deinem Inneren Kind zu verbinden, kann es dir helfen, wenn du ein Kinderfoto von dir raussuchst und es in deiner Wohnung an eine Stelle hängst, an der du regelmäßig vorbeigehst. Immer wenn du an dem Foto vorbeiläufst, kannst du dein früheres Ich liebevoll fragen: Na, Kleines, was würdest du heute gern spielen? Es kann gut sein, dass du dabei auf Widerstände stößt, weil dein Inneres Kind immer noch zu pflicht- und verantwortungsbewusst ist, um sich zu erlauben, etwas zu spielen. Erkläre ihm in diesem Fall mit sanfter Stimme, dass es nicht seine Aufgabe ist, sich um alles zu kümmern und die Verantwortung zu übernehmen. Mach ihm klar, dass die Verantwortung bei den Erwachsenen liegt und dass es anfangen darf, ihnen zu vertrauen. Du bist jetzt nämlich selbst deine Mutter oder dein Vater und im Gegensatz zu deinen Eltern weißt du, dass auf dich selbst Verlass ist. Sag deinem Inneren Kind, dass du alles im Griff hast und es wirklich unbeschwert spielen, toben oder blödeln darf.

Erinnere dich dann daran, was du als Kind gern getan hast oder gern getan hättest, wenn es Raum dafür gegeben hätte. Was hat oder hätte dir Freude bereitet und würde dir heute immer noch Spaß machen? Folge bei der Beantwortung der Frage deiner Intuition und deiner Fantasie und lass die Antworten so stehen, wie sie kommen, ohne sie zu bewerten.

Erwachsene wollen sich nicht kindisch benehmen, es ist ihnen peinlich und sie haben Angst, von anderen Erwachsenen als unseriös, unprofessionell oder naiv wahrgenommen zu werden. Dich mit deinen kindlichen Bedürfnissen nach Freude und Spiel zu verbinden ist auch keine Aufforderung zu regredieren, sprich auf frühere Entwicklungsstufen zurückzufallen. Natürlich ist es gut, dass du nicht mehr an den Weihnachtsmann glaubst oder jedem Menschen, der dir über den Weg läuft, blind vertraust. Es ist auch gut, dass du dich als Erwachsener nicht mehr für den Nabel der Welt hältst, also den kindlichen Egozentrismus überwunden und gelernt hast, dich in andere Menschen hineinzuversetzen und deine Perspektive zu wechseln. Auch die Fähigkeit, rationale Entscheidungen zu treffen, möchtest du als Erwachsener nicht missen. Die Annahme, dass ab einem gewissen Alter nicht mehr gelacht, getobt, gesungen und geblödelt werden darf, ist trotzdem falsch. Die Kunst besteht darin, den Erwachsenen mit deinem kindlichen Anteil zu verbinden. Die Weisheit deines Erwachsenendaseins erlischt nicht, nur weil du deinen zu kurz gekommenen kindlichen Bedürfnissen nach Spaß und Spiel nachkommst.

Du kannst weiterhin logisch und rational denken und gleichzeitig anerkennen, dass neben dem Verstand auch noch deine Intuition, Fantasie und Körperwahrnehmungen existieren und Beachtung finden möchten. Denn erst wenn du diesen kindlichen Bedürfnissen genügend Raum schenkst, bist du davor gefeit, unbewusst kindlich zu agieren und dir Freude, Spaß und Leichtigkeit über Substanzen in dein Leben zu holen. Und ist es wirklich erwachsener, zu viel Schokolade zu essen oder zu viel Wein zu trinken, als ab und zu mal ausgelassen durch die Wohnung zu tanzen oder auf dem Spielplatz die Rutsche zu nehmen? Kindisch sein ist nicht nur gesünder, sondern macht glücklich. Außerdem macht es dich sympathisch und lässt dich eine Leichtigkeit ausstrahlen, die jeder gern um sich hat. Hier wirkt nämlich das sogenannte Resonanzphänomen.

Resonanz kommt vom lateinischen *resonare* und bedeutet widerhallen, mitschwingen. Man könnte es, einfach ausgedrückt, auch emotionale Ansteckung nennen. Das bedeutet, dass deine Mitmenschen sich von deiner kindlichen Leichtigkeit und Unbeschwertheit anstecken lassen und sich dadurch unbewusst auch mit ihren kindlichen Bedürfnissen verbinden. Sie trauen sich, sie in deiner Gegenwart auszuleben. Dadurch, dass du dir selbst erlaubst, Spiel und Spaß in dein Leben zu integrieren, schenkst du auch deinen Mitmenschen den Raum dafür. Das führt dazu, dass deine Mitmenschen gern Zeit mit dir verbringen.

Ich persönlich habe zum Beispiel einen sehr guten Kontakt zu meinen kindlichen Bedürfnissen nach Spaß, Unbeschwertheit, Neugier und Spiel. Ich liebe es, herumzublödeln und einfach auch mal Blödsinn zu quatschen, bei dem ich nicht darüber nachdenke, wie ich auf andere Menschen wirke. Es tut mir einfach gut, meinen Gedanken freien Lauf zu lassen, ohne dass ich sie selbst verstehe. Mit meiner Schwester und meinen besten Freundinnen kann ich zum Beispiel stundenlang sinnloses Zeug reden, Grimassen schneiden und in so alberne Lachkrämpfe verfallen, dass ich danach tagelang Muskelkater im Bauch habe. Ja, für Außenstehende mag das vielleicht auf den ersten Blick befremdlich wirken, aber auf den zweiten müssen sie unwillkürlich mitlachen. Denn Lachen ist ansteckend!

Eine andere kindliche Seite an mir ist, dass ich jede Frage stelle, die mir auf dem Herzen liegt. Zum Glück habe ich früh gelernt, dass Fragen mich im Leben weiterbringen, und deshalb bewerte ich meine Fragen auch nicht als dumm oder als Enttarnung meiner Unwissenheit. Ungeachtet dessen, was mein Gegenüber aufgrund meiner Fragen über meine Intelligenz denkt, frage ich einfach. Für mich bedeutet Intelligenz, zu wissen und dazu zu stehen, dass ich nichts weiß, bis ich es gelernt habe. Meine Methode, um in kürzester Zeit möglichst viel zu lernen, ist es, Fragen zu stellen. In der Schule haben meine Mitschüler mich oft nachgeäfft »Ich hab da mal noch ne Frageeee«. Das war mein Standardsatz, der nicht nur meine Mitschüler, sondern auch meine Lehrer teilweise genervt hat. Zum Glück habe ich mich dadurch nicht aus dem Konzept bringen lassen und bin weiterhin neu- und wissbegierig geblieben.

In meiner Jugend hat mein damaliger bester Freund mir ein selbst gemachtes Buch geschenkt, das hieß »Julia entdeckt die Welt«. Er ist fünf Jahre älter als ich und ich habe ihn ständig mit Fragen über das Leben gelöchert; er fand das so witzig, dass er anfing, diese Fragen in einem Büchlein zu sammeln. Und auch heute noch sagen Freunde zu mir, dass sie es erstaunlich finden, wie naiv ich durch meine Fragen auf der einen Seite wirke und wie konträr dieses Bild zu dem der erfolgreichen Unternehmerin, Coachin, Sportlerin und Autorin ist. Und genau das meinte ich auch vorhin, als ich sagte, dass die Weisheit deines Erwachsenendaseins nicht erlischt, sobald du dich mit deiner kindlichen Seite verbindest. Im Gegenteil, ohne diese kindliche Neugier hätte sich in mir nie die »Weisheit« entwickeln können, die mich heute in meinem Beruf und auch im Sport erfolgreich macht. Deshalb bleibe ich dem Motto der Sesamstraße weiterhin treu: »Wer, wie, was, wieso, weshalb, warum? – Wer nicht fragt, bleibt dumm!«

Wenn deine Eltern sich nicht die Zeit genommen haben, dir die Welt zu erklären, dann ist es höchste Zeit, dass du dir selbst die Möglichkeit schenkst, auf alle unbeantworteten Fragen Antworten zu finden. Auch das ist Teil des Reparenting-Konzepts. Wer selbst viel fragt, eröffnet außerdem den Raum für andere Menschen, Fragen zu stellen, ohne sich dabei blöd vorzukommen.

So wie ich es liebe, Fragen zu stellen, liebe ich es auch, Fragen zu beantworten. Deshalb gibt es in meinem Coaching-Programm sogar eine Gruppe, die »Fragen an Julia« heißt, in der ich persönlich auf alle Fragen meiner Teilnehmer*innen eingehe. Für mich gibt es keine dummen Fragen. Wenn in dir ein Fragezeichen entsteht, dann weil du noch nicht über die Informationen verfügst, um diese Frage zu beantworten. Eine Frage zu stellen, ist deine Möglichkeit, an die richtigen Informationen zu kommen.

Ich mache zum Beispiel auch gern Spiele oder nehme an sportlichen Wettkämpfen teil, weil es für mich ein Weg ist, auf spielerische Art und Weise über meine Grenzen und Fähigkeiten hinauszuwachsen. Laut den pädagogischen Grundannahmen funktioniert das Lernen bei allen Menschen besonders gut, wenn ein spielerisches Element dabei ist. Kinder lernen am besten, wenn sie zum einen Autonomie erleben, also selbst bestimmen können, womit, wie lang und wie oft sie etwas spielen. Und zum anderen, wenn sie Kompetenz erfahren, sprich das Spiel weder zu einfach noch zu schwer ist. Dasselbe gilt auch für Erwachsene. Deshalb solltest du dir die »Spiele« und kindlichen Aktivitäten, die du in Zukunft in deinem Leben etablieren möchtest, selbstbestimmt aussuchen. Dabei sollte es sich um Aktivitäten handeln, die dich herausfordern, aber nicht überfordern, und die dir persönlich Spaß machen, egal welchen gesellschaftlichen Stellenwert sie haben.

Abschließend gehört auch das freie Träumen zu den kindlichen Eigenschaften, die du dir als Erwachsener zurückerobern solltest. Kinder haben unendlich viel Fantasie. Das liegt daran, dass sie sich im Alter vom zweiten bis siebten Lebensjahr die meiste Zeit in einem Thetazustand befinden. Hierbei handelt es sich um den Dämmerzustand, den du als Erwachsener gut von Augenblicken kurz vor dem Einschlafen oder direkt nach dem Aufwachen kennst. Oft wird dieser Zustand von unpräzisen, traumartigen mentalen Bildern begleitet, die mit lebhaften Erinnerungen in Zusammenhang stehen können. In diesem Alter gibt es bei Kindern noch keine Grenze zwischen Bewusstsein und Unterbewusstsein. Deshalb sind Kinder auch so wunderbar kreativ und nutzen ständig ihre Vorstellungskraft, um in andere Welten abzutauchen. Mithilfe von Rollenspielen versucht ein Kind zum Beispiel zu begreifen, wer es einmal sein wird. Es spielt Vater-Mutter-Kind, Busfahrer, Pilot, Arzt oder Verkäufer und visualisiert dabei mögliche Zukunftsszenarien. Dabei denkt es nicht »Ach, ich kann sowieso nie eine Mutter werden, weil ich nie einen Mann finden werde, der mich liebt«, oder »Ich kann kein Arzt werden, weil ich dafür nicht intelligent genug bin«. Es nutzt einfach seine Fantasie, um sich in bestimmte Rollen hineinzuversetzen und dabei ein Gefühl zu entwickeln, wie sich diese Rolle anfühlt.

Auch als Erwachsene haben wir Menschen noch ein lebhaftes Vorstellungsvermögen. Unbewusst visualisieren wir alle 90 Prozent des Tages, meistens jedoch die falschen Dinge. Wir befinden uns mit unseren Gedanken zum größten Teil ständig in der Vergangenheit oder in der Zukunft und nur selten im Hier und Jetzt. Entweder wir visualisieren immer und immer wieder schmerzhafte Erlebnisse aus der Vergangenheit oder Worst-Case-Szenarien in der Zukunft. Das beschert uns in der Gegenwart ein negatives Gefühl, das wiederum unsere gegenwärtigen Entscheidungen beeinflusst und uns daran hindert, unser Potenzial zu entfalten. Wir sollten deshalb unbedingt lernen, unsere Fähigkeit zu visualisieren auf eine konstruktive Art und Weise zu nutzen. Wenn wir sowieso den größten Teil des Tages mit Träumen verbringen, warum dann nicht von Dingen, die positive Gefühle hinterlassen und uns im Hier und Jetzt unterstützen, bessere Entscheidungen zu treffen? Gerade weil dein Leben sich bisher zum größten Teil um deine Sucht gedreht hat, ist es wichtig, deinem Leben einen neuen Sinn zu geben und eine neue Zukunft zu visualisieren, in der die Sucht nicht länger im Fokus deiner Aufmerksamkeit steht.

Wie wir bereits in Schritt 9 besprochen haben, ist es für deine Heilung wichtig, etwas in deinem Leben zu etablieren, das für dich einen höheren Stellenwert hat als deine Sucht. Das kann neben der Spiritualität auch eine neue Aufgabe in Form von einem neuen Beruf, Hobby oder Projekt sein. Eine neue Lebensvision kann stark motivieren, leiten und als Orientierung dienen. Um auf neue Ideen zu kommen, darfst du dir erlauben, deinen Gedanken erst einmal freien Lauf zu lassen, und lernen, diese nicht von deinen Ängsten, Minderwertigkeitsgefühlen und Selbstzweifeln einschränken zu lassen. Alles, was du gerade um dich herum siehst, ist das Produkt der Vision eines Menschen. Das Buch, das du gerade in den Händen hältst, ist das Produkt einer meiner Visionen. Der Stuhl oder das Sofa, auf dem du gerade sitzt, ist die Manifestation eines Designers oder Schreiners, und das Licht, das dir hilft, auch abends diese Zeilen zu lesen, ist ebenfalls das Resultat einer menschlichen Idee. Alles fängt mit einer Idee und einem Traum an. Würden alle Menschen ihre Ideen aufgrund von Selbstzweifeln sofort über Bord werfen, wäre diese Welt ein sehr einfältiger und trister Ort. Du kannst nicht auf Ideen kommen, wie du deine Zukunft gestalten möchtest, wenn du jeder Idee, die dir in den Sinn kommt, sofort wieder die Tür vor der Nase zuschlägst. Der wichtigste Schritt ist also, dass du dir erlaubst zu träumen. Dabei kann dir die Beantwortung folgender Fragen helfen:

- Stell dir vor, du kannst alles sein – es gibt einfach keine Grenzen und »Ja, aber« wurde aus deinem Wortschatz gestrichen. Wie siehst du dich selbst vor deinem inneren Auge?
- Welches Erscheinungsbild hat dein Zukunfts-Ich, welchen Stil, wie ist seine Ausstrahlung? Welche Eigenschaften zeichnen es aus und welche Werte verkörpert es?
- Wenn du eines Tages auf dein Leben zurückblickst: Was willst du erlebt haben?
- Überlege dir, welche Erfahrungen du in deinem Leben sammeln möchtest. Setze dir auch hier keine Grenzen aufgrund von Angst, zu wenig Geld oder fehlendem Mut. Geh davon aus, dass alles möglich ist!
- Welche Menschen gestalten dein Umfeld in deiner Zukunftsvision?
- Wer sind die Menschen, mit denen du in Zukunft deine Zeit verbringen möchtest, weil sie dich inspirieren? Betrachte dies auch in Bezug auf dein heutiges Umfeld. So kannst du Anhaltspunkte gewinnen, ob jede Beziehung, die du heute führst, wirklich gut für dich ist und zu deiner Zukunftsvision passt.
- Wovon hast du als Kind geträumt? Die Wünsche, die du als Kind hattest, können auch heute noch stark richtungsweisend für deine Zukunftsvision sein.

Zusammenfassend kannst du dir die Leichtigkeit schenken, die dir als Kind gefehlt hat, indem du neue Tätigkeiten findest, bei denen du spielerisch über dich hinauswachsen kannst, und Aktivitäten in deinen Alltag integrierst, bei denen du zwischendurch kindliche Unbeschwertheit fühlen darfst. Du solltest dir selbst zusätzlich erlauben, neugierig zu sein, und so viele Fragen stellen, bis du all die Antworten hast, die du brauchst, um das Leben und dich selbst besser zu verstehen. Schlussendlich darfst du dir außerdem erlauben, wieder uneingeschränkt zu träumen, denn das wird dir helfen, eine attraktive Vision von deinem neuen Leben ohne Sucht zu entwickeln.

Wie du mit Einsamkeit, Enttäuschung und Ärger umgehst

Abschließend möchte ich an dieser Stelle noch einmal eine Warnung aussprechen: Es kann auf deinem Heilungsweg immer wieder zu negativen Nebenwirkungen kommen. Hast du am Anfang deines Heilungsweges deine Eltern vielleicht noch stark idealisiert und dich sogar schuldig gefühlt, ihre Erziehung infrage zu stellen, kann es gut sein, dass sich das Blatt mittlerweile gewendet hat. Durch die intensive Auseinandersetzung mit deiner Vergangenheit wirst du zwangsläufig immer wieder damit konfrontiert, wie oft du im Stich gelassen, zurückgewiesen oder traumatisiert wurdest. Unter diesen Umständen bleiben Gefühle von Ärger, Wut und Enttäuschung natürlich nicht aus. In solchen Momenten ist die Versuchung groß, mit dem Finger auf andere zu zeigen, vor allem auf die eigenen Eltern, und sie für unser Leid verantwortlich zu machen.

Gleichzeitig entsteht bei den meisten Menschen der Wunsch, dass ihre Eltern plötzlich auf der Matte stehen, ihre Fehler einsehen und ihnen endlich das geben, wonach sie sich ein Leben lang gesehnt haben. Tatsächlich verlangen auch viele meiner Klient*innen von ihren Eltern eine Entschuldigung oder wollen zumindest angehört werden. Einige Eltern lassen sich auf solche Gespräche ein. Oft habe ich erlebt, dass sich durch offene und ehrliche Gespräche Eltern-Kind-Beziehungen verbesserten. Solltest du also das große Bedürfnis verspüren, mit deinen Eltern in Dialog zu treten, kannst du das gern versuchen.

Bevor du dich dazu entscheidest, einen solchen Schritt zu gehen, solltest du jedoch in dich hineinhören, um herauszufinden, ob du deinen Eltern mit der richtigen Einstellung begegnen kannst. Das Ziel sollte nicht sein, sie zu verändern, sondern deine Wirklichkeit und deinen Schmerz sichtbar zu machen. Auszudrücken, wie du dich fühlst und wie du die Vergangenheit erlebt hast, kann eine zutiefst heilende Erfahrung sein. Du bist allerdings nur bereit für einen solchen Dialog, wenn du dich dazu in der Lage fühlst, jede Reaktion deiner Eltern verarbeiten zu können. Solange du insgeheim die Erwartung hast, dass sich deine Eltern bei dir entschuldigen, deine Gefühle verstehen und dich in deinen Erfahrungen bestätigen müssen, würde ich vor einer Aussprache zunächst abraten. Du solltest die Unterhaltung erst dann führen, wenn du dich insoweit stabil fühlst, dass du mit jeder Reaktion leben kannst.

Denn leider ist es in der Realität so, dass die wenigsten Eltern offen für derartige Gespräche sind. Bei all dem, was du in diesem Buch über Schutzstrategien und Traumatisierungen erfahren hast, sollte dich das auch nicht wundern. Einen Fehler zuzugeben und sich dafür zu entschuldigen, setzt voraus, dass die Person den Fehler zunächst einmal selbst erkennt. Ohne dass ein Mensch selbst seine Fehler sieht, kann er sich für diese auch nicht entschuldigen. Viele Eltern sind so in ihren Schutzstrategien gefangen, dass sie blind sind für das, was sie falsch gemacht haben. Um sich für deinen Schmerz öffnen zu können, müssten sie selbst den Weg der Heilung einschlagen. So wie du gerade dabei bist, mutig und ehrlich deine Themen anzuschauen, müssten sich auch deine Eltern in diesen Prozess begeben.

Du weißt jedoch aus eigener Erfahrung, dass ein solcher Prozess nur freiwillig beginnen und von niemandem erzwungen werden kann. Könnte man diesen Prozess erzwingen, hättest du dich sicherlich auch schon vor einigen Jahren auf den Weg der Veränderung begeben. Und selbst jetzt, wo du bereit dafür bist, dir deine Themen anzuschauen – und das bist du, sonst hättest du dieses Buch nicht bis zu dieser Stelle gelesen –, wirst du trotzdem viele Dinge zum jetzigen Zeitpunkt noch nicht erkennen können. Deswegen empfehle ich dir, dieses Buch immer mal wieder zu lesen, du wirst sehen, dass du die Inhalte jedes Mal ein bisschen anders und tiefgründiger verstehen wirst. Verarbeitung braucht einfach Zeit, vor allem dann, wenn wir Themen ein Leben lang verdrängt und in einer ganz anderen Realität gelebt haben. Sich selbst und das Leben, das wir uns aufgebaut haben, plötzlich aus einer ganz anderen Perspektive zu betrachten und tiefe Überzeugungen über uns selbst und das Leben infrage zu stellen, ist kein einmaliges Vorgehen, sondern ein Prozess, in dem wir mit der Zeit immer klarer sehen werden.

Es wird jedoch auch Zeiten geben, in denen sich alles wieder vernebelt und wir unsere neue Sicht anzweifeln und uns fragen, was zur Hölle wir hier eigentlich gerade gestartet haben, war doch vor Antritt dieser Reise scheinbar alles einfacher. Alles zu hinterfragen, was das Leben bisher für uns ausgemacht hat, ist unfassbar anstrengend, emotional aufwühlend und Angst einflößend. Oft fühlt es sich so an, als würde man den Boden unter den Füßen verlieren. Ein Stück weit spiegelt dieses Gefühl auch die Realität wider. Im übertragenen Sinn verlierst du tatsächlich den Boden unter deinen Füßen und gerätst im freien Fall ins Ungewisse.

»Du wirst dich immer erst mal etwas verloren fühlen, bevor du dich wiederfindest.«

SPRICHWORT

Dabei ist es wichtig, dir bewusst zu machen, dass der Boden, der sich gerade aufzulösen scheint, kontaminiert war. Um ein neues, stabiles Fundament aufzubauen, ist es also nötig, diesen Boden aufzugeben.

Vielleicht kann dir an dieser Stelle ein Bild helfen, das ich mir selbst in einer persönlichen Lebenskrise erschaffen habe, um zu begreifen, in welchem Prozess ich mich gerade befinde. Ich habe mir immer vorgestellt, dass der Boden in meinem »seelischen Garten« kontaminiert ist und alle Blumen und Pflanzen befallen sind. Bei einigen Pflanzen konnte man die Auswirkung der Kontamination gut erkennen, andere sahen zwar immer noch schön aus, es war jedoch nur eine Frage der Zeit, bis auch sie verwelkten, weil dieser Boden ihnen einfach langfristig keine Nährstoffe zur Verfügung stellen konnte. Also beschloss ich, den Garten umzugraben. Das kostete mich viel Zeit, Schweiß und harte Arbeit. Als ich endlich mit dem Umgraben fertig war, schaute ich zunächst enttäuscht auf das Ergebnis. Denn mein Garten glich optisch immer noch einem trostlosen Ort. Alles, was ich sah, war hässliche, umgegrabene Erde. Ich wusste jedoch, dass die Erde nun dekontaminiert war und ich mit gutem Gewissen anfangen durfte, neue Samen zu säen. Ich wusste auch, dass diese Samen sich auf dem gesunden Boden gesünder und prächtiger entwickeln würden als je zuvor. Alles, was ich brauchte, war Geduld und Vertrauen.

Und siehe da, tatsächlich blüht mein Garten jetzt in einem Ausmaß, das ich mir zuvor niemals zu träumen erhofft hätte. Alles blüht bunter und kräftiger als früher. Natürlich braucht auch dieser Garten weiterhin meine Fürsorge und Pflege. Die Pflege eines gesunden Gartens ist jedoch viel leichter und macht vor allem viel mehr Spaß, als ständig nur Schadensbegrenzung zu betreiben. Du befindest dich wahrscheinlich gerade noch mitten in der Phase des Umgrabens, die, wie gesagt, sehr anstrengend ist und streckenweise nicht sehr lohnenswert erscheint. Ich kann dir an dieser Stelle jedoch versichern, dass sich die Arbeit auszahlt. Lass dich also nicht entmutigen. Wenn es dir hilft, erinnere dich gern von Zeit zu Zeit an das Bild des Gartens und sei neugierig darauf, welche Pracht sich mit der Zeit in deinem Garten entfalten wird.

Mach dir außerdem bewusst, dass du während des anstrengenden Prozesses des Umgrabens noch sehr geschwächt bist und dass in diesem Zustand zusätzliche Belastungen dazu führen können, dass du die Arbeit einfach hinschmeißt. Dann würdest du aber müde und frustriert in einem halb umgegrabenen Garten zurückbleiben. Deshalb ist es wichtig, dass du dir in dieser Zeit gut überlegst, welchen Belastungen du dich zusätzlich aussetzen möchtest. Ein Gespräch mit Eltern zu führen, die (noch) nicht bereit sind, ihr eigenes Verhalten ehrlich zu reflektieren, kann dich zur falschen Zeit in deinem Prozess zurückwerfen. Falls du jedoch ein solches Gespräch schon geführt hast oder es dir so sehr unter den Nägeln brennt, dass du es unbedingt führen möchtest, kann es dir helfen, Verständnis für deine Eltern aufzubringen. Achtung: Mit Verständnis ist nicht gemeint, ihnen Absolution zu erteilen und deine Verletzungen zu bagatellisieren.

Als erwachsener Mensch verfügst du über die Fähigkeit, dich in andere Menschen hineinzuversetzen und die Welt durch ihre Augen zu sehen. Ein Kind hat diese Fähigkeit jedoch noch nicht. Es braucht diese Fähigkeit auch gar nicht, denn es ist nicht die Aufgabe eines Kindes, Verständnis für die Situation der Eltern aufzubringen und seine Bedürfnisse entsprechend anzupassen. Es ist ganz klar die Aufgabe der Eltern, ihr Leben auf die Bedürfnisse ihres Kindes auszurichten.

Wenn ich hier von Verständnis spreche, dann nicht, weil ich dich dazu auffordern möchte, das Verhalten deiner Eltern zu rechtfertigen und deine eigenen Verletzungen zu verharmlosen. Vielmehr hoffe ich, dass ein gewisses Grundverständnis der Reaktionsweisen der menschlichen Psyche dir helfen kann, das Verhalten deiner Eltern weniger persönlich zu nehmen. Es geht mir nicht nur darum, dass du verstehst, dass auch deine Eltern geprägte Kinder sind und in der Vergangenheit aufgrund ihrer eigenen Prägungen nicht anders handeln konnten. Sondern ich möchte dich dafür sensibilisieren, warum deine Eltern im Hier und Jetzt vielleicht noch nicht in der Lage sind, sich ehrlich ihren Themen zu stellen. Es verlangt sehr viel Mut und Stärke, sich als Eltern einzugestehen, für die Prägungen des eigenen Kindes mit- bzw. hauptverantwortlich zu sein. Niemand möchte freiwillig zum Leid eines anderen Menschen beitragen, schon gar nicht zu dem des eigenen Kindes.

Wenn du selbst Mutter oder Vater bist, dann weißt du, wovon ich spreche. Wenn du selbst Kinder hast, dann hast du sehr wahrscheinlich beim Lesen dieses Buches mehrfach Schuldgefühle deinen eigenen Kindern gegenüber verspürt und dich gefragt, wie du verhindern kannst, dass es ihnen ähnlich ergeht wie dir. Die bittere Wahrheit ist – auch du wirst nicht in der Lage sein, deine Kinder ohne psychische Kratzer großzuziehen. Das ist einfach ein Ding der Unmöglichkeit. Eltern zu sein, ist schwierig und emotional sehr aktivierend. Für jemand anderen stets präsent zu sein und all seine Bedürfnisse zu erfüllen, ist einfach zu viel verlangt. In der Realität läuft es so: Du wirst Fehler machen. Du wirst deine Kinder von Zeit zu Zeit im Stich lassen, ihre Bedürfnisse nicht richtig wahrnehmen und sie mit deinem Verhalten verletzen. Und das ist okay! Du musst keine perfekte Mutter oder kein perfekter Vater sein. In der Psychologie spricht man von »hinreichend guten Eltern«. Eltern müssen nicht perfekt sein. Es reicht, wenn sie hinreichend gut sind.

Wenn du dir selbst jedoch vorstellst, dass dein Kind dich in der Zukunft damit konfrontiert, dass du den Boden, auf dem es aufgewachsen ist, kontaminiert hast und es sich deinetwegen nicht zu einer prächtigen Blume entwickeln konnte, kann ich dir garantieren, dass auch du im ersten Moment in die Defensive gehen würdest. Denn du weißt ja, dass du immer dein Bestes gegeben hast. Du siehst auch, was du alles für dein Kind getan und welche Opfer du gebracht hast. Zu erkennen, dass all das trotzdem nicht gereicht hat, ist sehr verletzend, frustrierend und enttäuschend. Es ist normal, dass deine Psyche dich vor diesem Schmerz schützen möchte. Dann spielt sie dir Gedanken aus wie: »Wie kann mein Kind es nur wagen, mir solche Vorwürfe zu machen?! Wie undankbar!«, »Wie kann mein Kind nicht sehen, was ich alles für es getan habe?«, »Jeder ist für sein Leben selbst verantwortlich, ich lasse mich sicher nicht für das Leid meines Kindes verantwortlich machen!«, »Auch ich hatte eine schwierige Kindheit und komme klar, es soll sich nicht so anstellen!« usw. Und so wie es dir wahrscheinlich ergehen würde, ergeht es ziemlich sicher auch deinen Eltern. Das Problem ist, dass sie den Schmerz, der dich dazu bewegt hat, dieses Gespräch zu suchen, nicht nachfühlen können, solange sie sich im Verteidigungsmodus befinden. Sie können nicht erkennen, dass es dir nicht darum geht, Vorwürfe zu machen oder die Vergangenheit zu verändern, sondern lediglich darum, gesehen und verstanden zu werden. Alles, was du dir wünschst, ist, dass deine Eltern dich bedingungslos mit all deinen »Schwächen« lieben und akzeptieren. Solange sich deine Eltern jedoch in der Defensive befinden, verstehen sie deinen Wunsch so, als wärst du lediglich auf der Suche nach einem Sündenbock, den du für dein Verhalten verantwortlich machen kannst. Sie erkennen nicht, dass es dir darum geht, dass sie das Leid deiner Kindheit mitsamt den entstandenen Folgeschäden anERKENNEN und dich nicht auch noch für diese Folgeschäden verurteilen oder ablehnen sollen.

Du wünschst dir, dass sie erkennen, dass das, was sie an dir kritisieren (du bist zu dick, zu undiszipliniert, zu schüchtern, zu laut, zu aggressiv usw.), auf den kontaminierten Boden zurückzuführen ist, den sie dir zur Verfügung gestellt haben. Solange sie sich im Verteidigungsmodus befinden, verstehen sie deine Worte als Aufforderung, die »Gartenarbeit« für dich zu übernehmen, während du ihnen mit einem Cocktail in der Hand beim Schuften zusiehst. Sie sehen nicht, dass allein die Tatsache, dass du so mutig warst, dieses Gespräch zu suchen, bedeutet, dass du bereits verschwitzt mit hochgekrempelten Ärmeln in deinem Garten stehst und bereit bist, die Arbeit selbst zu tun. Solange deine Eltern nicht bereit sind, sich ehrlich und mutig mit der Vergangenheit auseinanderzusetzen, werden keine Erklärungen und Erläuterungen der Welt dabei helfen, ihnen die Augen zu öffnen. Du kannst das Ganze noch mal auf Chinesisch, Spanisch oder Russisch sagen, dich dabei auf den Kopf stellen, Tausende Argumente und Beispiele bringen, Zeichensprache lernen, 20 Zeugen organisieren, die deine Aussage bestätigen – und trotzdem werden sie die Botschaft nicht verstehen.

Eines der größten und schwierigsten Learnings in meinem Leben war es, zu verstehen und zu akzeptieren, dass wir den Prozess eines anderen Menschen nicht beeinflussen können. Wir können lediglich hoffen, dass er oder sie irgendwann von selbst bereit ist hinzuschauen. Wir können nichts tun, um diesen Prozess in Gang zu setzen oder ihn zu beschleunigen. Gleichzeitig sollten wir uns auch mit dem Gedanken anfreunden, dass dieser Mensch eventuell auch nie bereit sein wird, den Tatsachen ins Auge zu schauen. So schmerzhaft diese Erkenntnis ist, so wichtig ist es, diese realistische Möglichkeit anzunehmen und zu akzeptieren.

Am Ende geht es beim Prozess der Inneren-Kind-Heilung überhaupt nicht darum, dass deine Eltern deinen Schmerz erkennen, sondern dass du selbst ein Verständnis für deine Prägungen entwickelst und mit diesem Verständnis in Zukunft ein liebevolleres und mitfühlenderes Verhältnis zu dir selbst aufbaust. Auf Grundlage dieser neuen Beziehung zu dir selbst kannst du dann nämlich anfangen, dir selbst all das zu schenken, was du als Kind vermisst hast. So, wie wir es im letzten Schritt besprochen haben.

Manchmal benötigst du auf deinem Heilungsweg auch einfach ein wenig Abstand von deiner Herkunftsfamilie. Abstand bedeutet nicht, den Kontakt für immer abzubrechen, sondern dich aus dem Kontakt so lange zurückzuziehen, bis deine Wunden so weit verheilt sind, dass sie nicht durch Verhaltensweisen deiner Eltern wieder aufgerissen werden können. Ich erwähne diese Vorgehensweise nicht, um dir zu empfehlen, auf Abstand zu gehen, sondern lediglich, um dich dazu anzuregen, auch diese Möglichkeit in Betracht zu ziehen. Ob eine vorübergehende Pause von deinen

Eltern im Moment das Richtige für dich ist, kannst nur du selbst entscheiden, und ich empfehle dir, dabei auf dein Herz zu hören. Wenn du eines aus diesem Buch für dich mitgenommen haben solltest, dann, wie wichtig es ist, auf deine eigenen Bedürfnisse zu achten und auch auf diese zu hören. Wenn sich Abstand zwar schwer, aber richtig anfühlt, dann folge deinem Herzen.

Es ist nicht wichtig, was andere Menschen darüber denken. Wichtig ist, dass du dir den Raum nimmst, den du brauchst, um zu dir selbst zu finden. Sobald du dich selbst gefunden hast, kannst du deinen Eltern und auch anderen Menschen in deinem Umfeld, mit denen sich die Beziehungen bislang schwierig gestaltet haben, auf einem ganz anderen Level wiederbegegnen. Sobald du in dir selbst gefestigt bist, stören dich verletzende Kommentare oder Verhaltensweisen zwar immer noch, aber sie werden dich nicht mehr dazu bringen, an dir selbst zu zweifeln. Dann kannst du ganz klar differenzieren, was von dem Gesagten tatsächlich zu dir gehört und was den Prägungen und unverarbeiteten Themen deines Gegenübers geschuldet ist. Je besser du den Hunger deines Inneren Kindes selbst gestillt hast, desto verständnisvoller und wohlwollender kannst du dich anderen Menschen gegenüber öffnen. Und das solltest du auch, denn wir haben ja bereits darüber gesprochen, wie sehr Verbundenheits- und Zugehörigkeitsgefühle deine Heilung unterstützen.

Selbst wenn deine Familie im Moment nicht für dich da sein kann, bist du nicht allein auf dieser Welt. Es gibt so viele wundervolle Menschen auf diesem Planeten, die aufgrund ihrer eigenen Historie dein wahres Wesen erkennen, ohne dass du viel erklären musst. Wenn du dich traust, dich deinen Mitmenschen gegenüber verletzlich zu zeigen, wirst du erstaunt sein, wie viele Menschen sich in deiner Geschichte wiederfinden. Ohne uns darüber bewusst zu sein, ziehen wir nämlich Menschen in unser Leben, von denen wir uns in unserem Kern verstanden fühlen. Dafür sorgen unsere Nervensysteme, denn sie schwingen auf derselben Frequenz. Diese Menschen gibt es also auch in deinem Umfeld. Vielleicht begreifst du bewusst noch gar nicht, was euch miteinander verbindet. Sobald du dich öffnest und dich verletzlich zeigst, wirst du es jedoch herausfinden und das Band zwischen euch wird noch stärker werden.

Deshalb trau dich, mehr zu dir selbst zu stehen. Das ist nicht nur für deine Heilung, sondern auch für deine persönliche Freiheit und Beziehungen auf Augenhöhe eine Grundvoraussetzung. Solange du denkst, perfekt und unverwundbar sein zu müssen, wirst du dir die Chance auf erfüllte tiefe Beziehungen selbst verwehren. Du darfst Fehler machen, verletzlich sein, Schwächen zeigen und einfach du selbst sein. Sicher, geborgen und angenommen wirst du dich immer dort fühlen, wo du du selbst sein darfst und genau dafür geliebt wirst. Das setzt jedoch voraus, dass auch du dir selbst erlaubst, du selbst zu sein, und dich genau dafür auch selbst liebst. Und ich weiß, dass du auf einem sehr guten Weg dorthin bist, schließlich liest du gerade die letzten Zeilen eines Buches, das dich mit Sicherheit viel Mut und Kraft gekostet hat. Auch dein Ego hat während des Lesens sicherlich nicht nur einmal Rumpelstilzchen gespielt und trotzdem hast du die Ärmel hochgekrempelt und weiter fleißig an deinem Garten gearbeitet.

Deshalb wünsche ich mir abschließend von dir, dass du dir einmal selbst dankst. Sag dir einmal Danke dafür, dass du ...
... dir die Zeit genommen hast, dieses Buch zu lesen,
... die Kraft aufgebracht hast, dich mit so schwierigen Themen auseinanderzusetzen,
... den Mut aufgebracht hast, ehrlich hinzuschauen,
... dich dazu entschlossen hast, den Weg der Heilung einzuschlagen und Verantwortung für dein Leben zu übernehmen,
... gelernt hast, dein tobendes Ego zu beruhigen,
... dich traust, dir ein Leben ohne deine Sucht vorzustellen,
... begonnen hast, dir selbst wohlwollend zu begegnen,
... bereit bist, dir die Liebe zu schenken, die dir als Kind gefehlt hat.

Nun möchte auch ich mich bei dir bedanken. Danke für dein Vertrauen, deinen Fleiß, deinen Mut, deine Offenheit, deine Neugier und für dein Durchhaltevermögen. Danke, dass du zu den Menschen gehörst, die gewillt sind, ihre Ärmel hochzukrempeln und ihren seelischen Garten umzugraben. Wenn alle Menschen auf dieser Welt sich so mutig, ehrlich und fleißig selbst reflektieren würden wie du, dann wäre diese Welt ein weitaus friedlicher Ort. Denn sobald wir anfangen, uns selbst besser zu verstehen, entwickeln wir unweigerlich auch ein größeres Verständnis für unsere Mitmenschen und deren Prägungen. Wir nehmen Gesagtes oder Getanes weniger persönlich, weil wir verstanden haben, dass das, was ein anderer Mensch tut, weniger mit uns zu tun hat als mit seinen eigenen Prägungen. Gleichzeitig wird uns bewusst, dass auch unsere Reaktionen auf andere Menschen viel mehr durch alte Kindheitsverletzungen ausgelöst werden als durch das tatsächliche Verhalten unseres Gegenübers. Selbstreflexion ist für mich deshalb der Weg zu mehr Frieden und Toleranz auf dieser Welt und du hast dich mutig dazu entschieden, diesen Weg einzuschlagen. Das beweist, wie stark du bist und wie sehr du dir eine Veränderung wünschst.

Falls du trotz der vorgestellten Ansätze Schwierigkeiten beim Umsetzen des Gelernten erlebst, bedeutet das nicht, dass eine Besserung unmöglich ist. Es zeigt lediglich, dass möglicherweise eine noch intensivere Begleitung förderlich sein könnte. Den Schritt zur Einholung dieser Unterstützung zu gehen, zeugt nicht von Schwäche, sondern von echter Selbstliebe. Im Leben ist es nicht zwingend erforderlich, alles alleine zu bewältigen. Es gibt unzählig viele Gelegenheiten, voneinander zu lernen und von unseren jeweiligen Stärken zu profitieren.

Selbst als Coachin suche ich selber Coachings und Therapien auf, da ich natürlich auch meine eigenen »blinden Flecken« habe. Genauso wie ich einen Fachmann, sprich einen Klempner, anrufen würde, wenn ich Probleme mit meiner Abflussanlage habe und alleine nicht weiterkomme, suche ich dort Hilfe, wo ich sie benötige. Meine Energie nutze ich lieber dafür, andere Menschen mithilfe meiner Stärken zu unterstützen. Jeder Mensch hat zu jeder Zeit Baustellen im Leben. Das Positive daran ist, dass wir nicht alle mit denselben Baustellen zu kämpfen haben, wodurch wir uns gegenseitig unterstützen können.

Genau wie du deine Fachkenntnisse, Expertise und Weisheit in deinem Beruf, in der Erziehung, in Freundschaften oder in deiner Partnerschaft einsetzt, um anderen Menschen zu helfen, kannst auch du dir Unterstützung holen, um einen gesunden Umgang mit dem Essen zu erlernen. Wenn du spürst, dass zusätzliche Begleitung auf deinem Weg der Heilung hilfreich sein könnte, sei es dir wert, nach Hilfe zu suchen! In Deutschland werden sowohl Verhaltenstherapien als auch tiefenpsychologisch fundierte Psychotherapien von Krankenkassen abgedeckt und bieten sinnvolle Möglichkeiten der Unterstützung.

Wenn dir meine Herangehensweise an das Thema gefallen hat und du spürst, dass die Chemie zwischen uns stimmt, kannst du dich gern von meinen kostenlosen Inhalten in meinem Podcast, kostenlosen Workshops oder auf Instagram weiter inspirieren lassen:

Instagram
@julia_shinecoaching

Podcast
https://shinecoaching.de/lifestyle-schlank-podcast/

Spotify
Lifestyle Schlank

Kostenloser Workshop
»Das Kind in dir muss satt werden«
https://shinecoaching.de/webinar-kindheilung-emotionales-essen/

Wenn du dir noch intensivere Unterstützung durch mich wünschst, kannst du dich gern auf meiner Webseite über mein zehnwöchiges persönlich betreutes Coaching-Programm informieren. Die strukturierte Konzipierung des Programms, meine intensive persönliche Begleitung und die Möglichkeit, sich mit Gleichgesinnten auszutauschen, hat schon viele Tausende Menschen auf ihrem Weg unterstützt.

Erfahrungsbericht: Michaela Gräßle, 53 Jahre

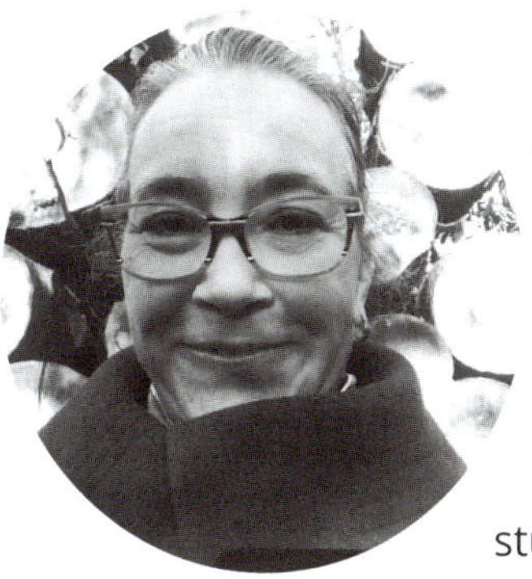

»Ach, wäre ich doch schon vor 30 Jahren auf Julia und ihren Ansatz gestoßen. Was hätte ich mir an Geld (!!!), Zeit, Nerven, Ressourcen und vor allem FRUST sparen können für 1.000.000 sinnlose Abnehmtipps, Ernährungsratgeber, Diäten, Coachings, Fitnesstrainings und vor allem Therapiestunden! Julias Programm sollte es auf Rezept geben! Ihr Ansatz beschäftigt sich mit den Beweggründen hinter dem Essverhalten. Die in dem Kurs abverlangte und sehr sanft und einfühlsam antrainierte Selbstreflexion eröffnet einem völlig neue Welten und damit auch neue, andere Auswege aus dem Essverhalten, aus emotionalen Krisen und akuten Problemsituationen.

Wenn ich heute auf mein Ich von vor zwei Jahren zurückblicke, kann ich es kaum glauben, was sich für mich alles ZUM BESSEREN verändert hat: **Ich wiege nicht nur 30 kg weniger, sondern liebe mich selbst 100 % mehr als zuvor und diese Liebe ist nicht an mein Gewicht gekoppelt!** Ich habe gelernt, mich selbst wichtig zu nehmen und gesunde Grenzen zu ziehen, was mich entgegen meinen früheren Befürchtungen nicht einsam macht, sondern mir mehr Respekt einbringt. Last but not least gehe ich viel positiver und neugieriger durch mein Leben, es fällt mir leichter, meine Komfortzone zu verlassen und neue Bereiche in meinem Leben zu erforschen, die ich schon für ›tot‹ erklärt hatte. Das Leben ist eine wunderschöne Abenteuerreise geworden.«

*Alle Infos findest du auf **shinecoaching.de***

DANKSAGUNG

Mit aufrichtiger Bewunderung möchte ich heute zuerst dir persönlich meinen Dank aussprechen. Danke für deinen Vertrauensvorschuss. Die Gabe des Vertrauens ist von unschätzbarem Wert, und ich schätze es sehr, dass du mir dieses Geschenk gemacht hast.

Ich wünsche dir von Herzen, dass du dir selbst und deinem Prozess mit demselben Vertrauen begegnest. Deine Stärke, dich so aufrichtig mit dir selbst auseinanderzusetzen, verdient meine größte Hochachtung. Wenn jeder Mensch den Mut aufbringen könnte, seine Kindheitswunden zu heilen, wäre diese Welt ein weitaus friedlicherer Ort. Deine Bereitschaft, dich auf die Reise der Selbstheilung zu begeben, inspiriert nicht nur mich, sondern auch diejenigen, die dich umgeben und an deinem Beispiel lernen dürfen.

Außerdem danke ich allen großen Vordenkerinnen und Vordenkern, die mich in meiner Arbeit inspiriert haben.

Ich danke meiner persönlichen Assistentin Julia für ihren unermüdlichen Einsatz, ihr Engagement, ihr Vertrauen und ihre Ehrlichkeit. Auf dass wir gemeinsam noch viele Abenteuer erleben werden.

Ich danke all meinen Teilnehmer*innen, durch deren Vertrauen und Offenheit ich überhaupt erst so viel Erfahrung sammeln konnte, um ein solches Buch zu schreiben.

Ich danke auch meinem Verlag für die wunderbare und unkomplizierte Zusammenarbeit.

Außerdem möchte ich meiner persönlichen Therapeutin danken, die mich so wunderbar dabei unterstützt, auch meine Kindheitswunden zu heilen und den Weg der Selbstliebe zu gehen.

Apropos Selbstliebe: Zum Schluss würde ich gerne als gutes Vorbild vorangehen und die Gelegenheit nutzen, um mir einmal selbst zu danken. Denn nur durch meinen Mut, mich auch meinen eigenen Themen zu stellen, konnte ich die Erkenntnisse gewinnen, die es mir ermöglicht haben, dieses Buch zu schreiben.

VITA

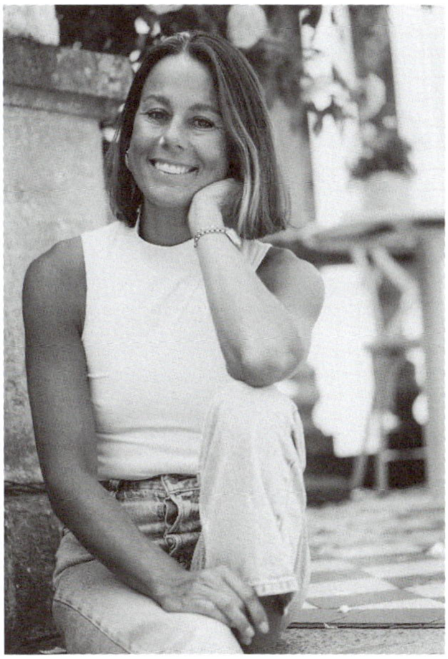

Julia Sahm ist Life-Coachin, Heilpraktikerin für Psychotherapie, Autorin, Podcasterin und Entwicklerin des erfolgreichen Coaching-Programms »Lifestyle schlank«.

Mit ihrer Arbeit setzt sie am Kern von Übergewicht an, anstatt mit Diäten immer nur dessen Symptome zu bekämpfen. Mit ihren Büchern, ihrem Podcast und ihrem Online-Coaching-Programm hat sie bereits Tausenden von Menschen geholfen, ein liebevolleres und entspannteres Verhältnis zu ihrem Körper, ihrem Essverhalten und vor allem zu sich selbst aufzubauen. Ihr zweites Buch »Deine Gefühle wiegen mehr als du denkst« hielt sich wochenlang auf Platz eins der Bestsellerlisten in der Kategorie Essstörungen. Mittlerweile bildet sie auch Menschen aus, nach ihrem Ansatz zu coachen.

QUELLEN

1. Stangl, Werner. *Egozentrismus – Online Lexikon für Psychologie & Pädagogik.* https://lexikon.stangl.eu/6/egozentrismus-egozentrizitaet (abgerufen am 1.8.2023).
2. Stahl, Stefanie (2015). *Das Kind in dir muss Heimat finden: Der Schlüssel zur Lösung (fast) aller Probleme* (Originalausgabe Edition), München, Kailash, S. 22.
3. Tolle, Eckhart (2018). *Jetzt! Die Kraft der Gegenwart: Ein Leitfaden zum spirituellen Erwachen*. Bielefeld, Kamphausen Media GmbH.
4. Hall-Flavin, Daniel K. & Hofmann, Virginia E. (2003). *Stimulants, Sedatives and Opiates,* in: Neurological Therapeutics, Band 2, ed. John H. Noseworthy, London & New York, Martin Dunitz.
5. Maté, Gabor & Levine, Peter A. (2008). *In the Realm of Hungry Ghosts: Close Encounters with Addiction,* Knopf Canada.
6. Köhler, Wilfried & Drexler, M. Siegmund (2008) *Suchterkrankungen: Mit alten Vorstellungen aufräumen,* Berlin, Deutsches Ärzteblatt.
7. Volkow, Nora D. & Li, Ting-Kai (2004). *Drug Addiction: The Neurobiology of Behaviour Gone Awry,* in: Neuroscience, 5. Aufl., Sinauer.
8. Alonso-Alonso, Miguel & Pascual-Leone, Alvaro (2007). *The Right Brain Hypothesis for Obesity,* JAMA 297 (16).
9. Robins, Lee N. et al. (1975). *Narcotic Use in Southeast Asia and Afterward.* In: Archives of General Psychiatry.
10. Gordon, Harold H. (2002). *Early Environmental Stress and Biological Vulnerability to Drug Abuse,* Psychoneuroendocrinology 27.
11. Blanc, G. et al. (1980). *Response to Stress of Mesocortico-Frontal Dopaminergic Neurons in Rats,* in: Nature 284, S. 265–267.
12. Volkow, Nora D. et al. (2002). *Role of Dopamine in Drug Reinforcement and Addiction in Humans: Results from Imaging Studies,* in: Behavioral Pharmacology.
13. Nader, Michael A. et al. (2006). *PET Imaging of Dopamine D2 Receptors during Chronic Cocaine Self-administration in Monkeys,* in: Nature Neuroscience 8.
14. Panksepp, Jaak (1998). *Affective Neuroscience: The Foundations of Human and Animal Emotions,* New York, Oxford University Press.
15. Schore, Allan N. (1994). *Affect Regulation and the Origin of the Self,* Hillsdale, NJ, Lawrence Erlbaum Associates.

16. Drewnowski, Adam et al. (1992). *Taste responses and preferences for sweet high-fat foods: Evidence for opioid involvement,* In: Physiology & Behavior.
17. Colantuoni, Carlo et al. (2001). *Excessive Sugar Intake Alters Binding to Dopamine and Mu-opioid Receptors in the Brain,* in: NeuroReport 12.
18. Colantuoni, Carlo et al. (2002). *Evidence That Intermittent, Excessive Sugar Intake Causes Endogenous Opioid Dependence, Obesity Research.*
19. Gelernter, Joel & Kranzler, Henry R. (1999). *D2 Dopamine Receptor Gene (DRD2) Allele and Haplotype Frequencies and Control Subjects: No Association with Phenotype or Severity of Phenotype,* in: Neuropsychopharmacology.
20. Dodes, Lances (2002). *The Heart of Addiction,* New York, HarperCollins.
21. Lipton, Bruce (2016). *Intelligente Zellen – Wie Erfahrungen unsere Gene steuern,* Dorfen, KOHA Verlag.
22. Weinstock, Marta et al. (1988). *Prenatal Stress Effects on Functional Development of the Offspring,* in: Progress in Brain Research, Band 73, S. 319–331.
23. Dawson, Geraldine & Fischer, Kurt W. Eds. (1994). *Human Behavior and the Developing Brain,* New York, The Guildford Press.
24. Perry, Bruce D. & Pollard, Ronnie (1997). *Homeostasis, Stress, Trauma and Adaptation: A Neurodevelopmental View of Childhood Trauma,* in: Child and Adolescent Clinics of North America, Band 7(1).
25. Wang, Gene-Jack (2002). *The Role of Dopamine in Motivation for Food in Humans: Implications for Obesity*, in: Expert Opinion on Therapeutic Targets, Band 6(5).
26. Teicher, Martin H. (2000). *Wounds That Time Won't Heal: The Neurobiology of Child Abuse,* in: Cerebrum: The Dana Forum on Brain Science, Band 2(4).
27. Meaney, Michael. J. et al. (2002). *Environmental Regulation of the Development of Mesolimbic Dopamine Systems: A Neurobiological Mechanism for Vulnerability to Drug Abuse?,* in: Psychoneuroendocrinology, Band 27.
28. de Mello, Anthony et al. (2003). *Update on Stress and Depression: The Role of the Hypothalamic-Pituitary-Adrenal (HPA) Axis,* in: Revista Brasileiva de Psiquiatria, Band 25(4).
29. Essex, Marilyn J. et al. (2002). *Maternal Stress Beginning in Infancy May Sensitize Children to Later Stress Exposure: Effects on Cortisol and Behavior,* in: Biological Psychiatry, Band 52(8).

30. Lissau, I. & Sørensen, T. (1994). *Parental Neglect During Childhood and Increased Obesity in Young Adulthood,* Lancet 343.
31. Diamond, Marion C. (1988). *Enriching Heredity,* New York, The Free Press.
32. Penfield, Wilder (1975). *The Mystery of the Mind,* Princeton, NJ: Princeton University Press.
33. Stoll, Oliver & Ziemainz, Heiko (2009). *Mentaltraining im Langstreckenlauf,* Czwalina, Feldhaus.
34. Porges, Stephen W. (2021). *Die Polyvagal-Theorie und die Suche nach Sicherheit: Traumabehandlung, soziales Engagement und Bindung,* Lichtenau, G.P. Probst Verlag.
35. Dana, Deb (2022). *Der Vagus-Nerv als innerer Anker: Angst und Panik überwinden, Ruhe und Stärke finden – Übungen zum Aktivieren der Selbstheilungskräfte,* München, Kösel Verlag.
36. Heller, Laurence & LaPierre, Aline (2012). *Entwicklungstrauma heilen: Alte Überlebensstrategien lösen – Selbstregulierung und Beziehungsfähigkeit stärken – Das Neuroaffektive Beziehungsmodell zur Traumaheilung NARM,* München, Kösel Verlag.
37. De Jong Gierveld, Jenny & Van Tilburg, Theo G. (2010). *The De Jong Gierveld short scales for emotional and social loneliness: tested on data from 7 countries in the UN generations and gender surveys,* in: Eur J Ageing, Bd. 7(2).
38. Schenk, Susan et al. (1987). *Cocaine Self-Administration in Rats Influenced by Environmental Conditions: Implications for the Etiology of Drug Abuse,* Neuroscience Letters.